立体复位面部除皱术
三维视角看除皱

The Congruent Facelift
A Three-dimensional View

主编

（澳）劳伦斯 · C.Y. 霍
（Lawrence C.Y. Ho）

（新西兰）麦克尔 · F. 克拉森
（Michael F. Klaassen）

（新西兰）克马尔 · 密斯瑞尔艾特恩
（Kumar Mithraratne）

主译

陶 凯 王 雷 林茂辉 孙志成 冀晨阳

北方联合出版传媒（集团）股份有限公司
辽宁科学技术出版社
·沈 阳·

图书在版编目（CIP）数据

立体复位面部除皱术：三维视角看除皱 /（澳）劳伦斯·C.Y. 霍（Lawrence C.Y. Ho），（新西兰）麦克尔·F. 克拉森（Michael F. Klaassen），（新西兰）克马尔·密斯瑞尔艾特恩（Kumar Mithraratne）主编；陶凯等主译 .—沈阳：辽宁科学技术出版社，2023.1
ISBN 978-7-5591-2794-5

Ⅰ. ①立…　Ⅱ. ①劳…　②麦…　③克…　④陶…　Ⅲ. ①面—整形外科学　Ⅳ. ①R622

中国版本图书馆CIP数据核字（2022）第205901号

出版发行：辽宁科学技术出版社
（地址：沈阳市和平区十一纬路25号　邮编：110003）
印 刷 者：辽宁新华印务有限公司
经 销 者：各地新华书店
幅面尺寸：210 mm × 285 mm
印　　张：8.5
插　　页：4
字　　数：200 千字
出版时间：2023 年 1 月第 1 版
印刷时间：2023 年 1 月第 1 次印刷
责任编辑：凌　敏
封面设计：刘　彬
版式设计：袁　舒
责任校对：黄跃成

书　　号：ISBN 978-7-5591-2794-5
定　　价：198.00元

投稿热线：024-23284363
邮购热线：024-23284502
邮　　箱：lingmin19@163.com
http：//www.lnkj.com.cn

主编

（澳）劳伦斯·C.Y. 霍（Lawrence C.Y. Ho）

Formerly Repatriation General Hospital

Concord

Sydney

New South Wales

Australia

（新西兰）麦克尔·F. 克拉森（Michael F. Klaassen）

Private Practice

Auckland

New Zealand

ISBN

（新西兰）克马尔·密斯瑞尔艾特恩（Kumar Mithraratne）

The University of Auckland

Auckland Bioengineering Institute

Auckland

New Zealand

主译

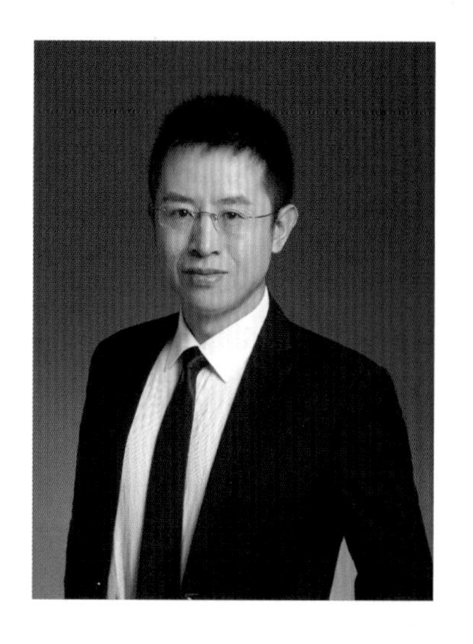

陶 凯

北部战区总医院烧伤整形科主任，主任医师，博士生导师。现任中国康复医学会修复重建专业委员会副主任委员、中国医师协会美容与整形医师分会常务委员、中华医学会整形外科学分会委员、中华医学会显微外科学分会委员、中国医师协会显微外科医师分会委员、全军整形外科专业委员会副主任委员，《中国美容整形外科杂志》常务副主编、*Stem Cells International* 杂志国际编委、《中华显微外科杂志》编委。主持各类基金项目 7 项，先后在国内外期刊上发表论文 100 余篇，其中 SCI 收录文章 24 篇（影响因子合计 69.6329），主编专著 14 部，参编专著 10 余部。

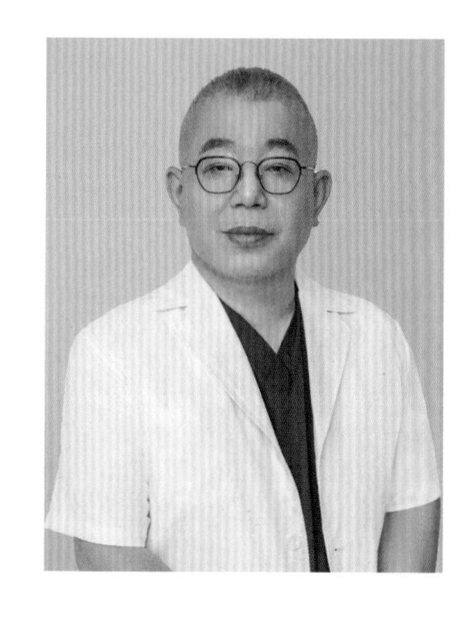

王 雷

沈阳创美荟医疗美容门诊部技术院长，副主任医师，国内首批整形美容主诊医师。拥有三甲医院多年整形美容临床经验，施行过数万例成功的手术案例，曾多次受邀参加国内外整形学术会议。擅长眼部整形、鼻综合整形、整形修复、面部五官精细整形、微创腹壁整形、胸部整形、吸脂塑形等，尤其对于整形失败手术的修复以及临场疑难案例的处理有着独到的见解和丰富的经验。

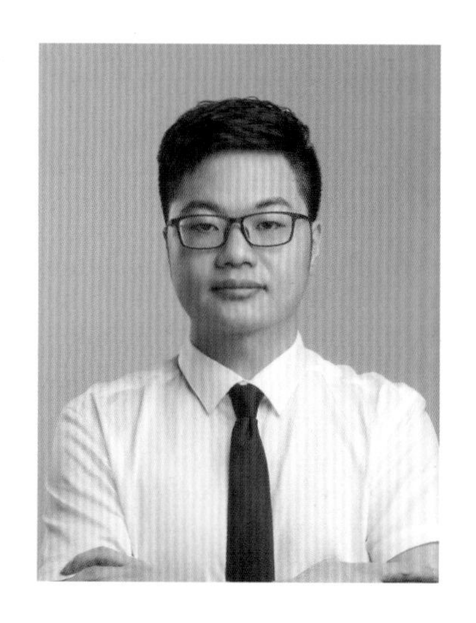

林茂辉

南方医科大学博士，师从鲁峰教授，副主任医师，就职于贵州省第三人民医院整形科，擅长面部年轻化和形体塑形，从业 10 余年。参译 *Aesthetic plastic surgery of the abdomen*，参编《面部脂肪美容整形外科学》《脐带血干细胞》。现任中国研究型医院学会干细胞学组委员、International Society of Plastic & Regenerative Surgeons 国际会员。

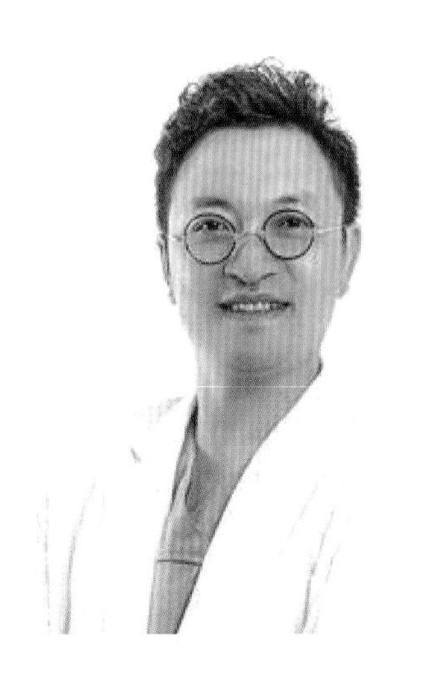

孙志成

琅梵医疗美容集团创始人之一，从事美容外科近 30 年。2015 年联合多位整形美容皮肤科博士创建以医美博士团队为主体的医疗美容集团。整形美容外科博士，主任医师，硕士研究生导师，先后毕业于第四军医大学、第三军医大学，中国医师协会美容与整形医师分会常委，《中国美容整形外科杂志》常务编委，发表专业论著 30 余篇，领导发明专利 10 余项。精通微整形、眼整形、鼻整形、脂肪外科和胸部整形等美容外科手术，对面部年轻化治疗提出了“童颜胶原美学实证系统”的抗衰理念。

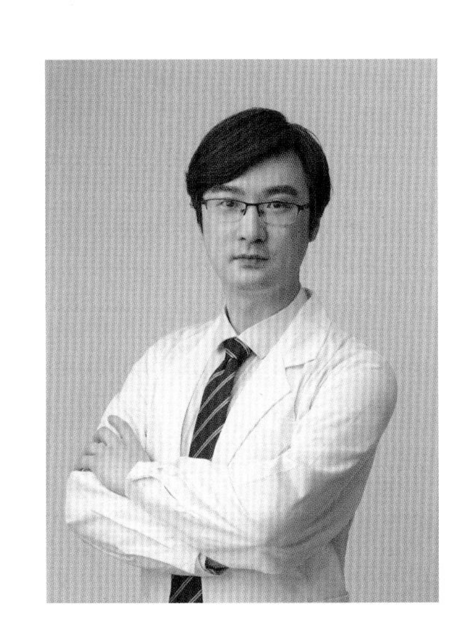

冀晨阳

整形外科主治医师。2009 年硕士研究生毕业于中山大学孙逸仙纪念医院。目前就职于广州颜所医疗美容门诊部，擅长眼、鼻、颏部等面部美容手术，在五官和轮廓整形方面积累了丰富的临床经验。以第一作者或共同作者先后在国内外专业期刊上发表论文 30 余篇，参译《整形外科案例精选》，副主译《腹壁整形》《眼整形手术图谱》《鼻整形手术图谱》。现任中国整形美容协会精准与数字医学分会第一届精准鼻整形专业委员会委员、中国整形美容协会眼整形美容分会第一届理事会青年理事、中国非公立医疗机构协会整形与美容专业委员会眼整形与美容分委会委员。

副主译

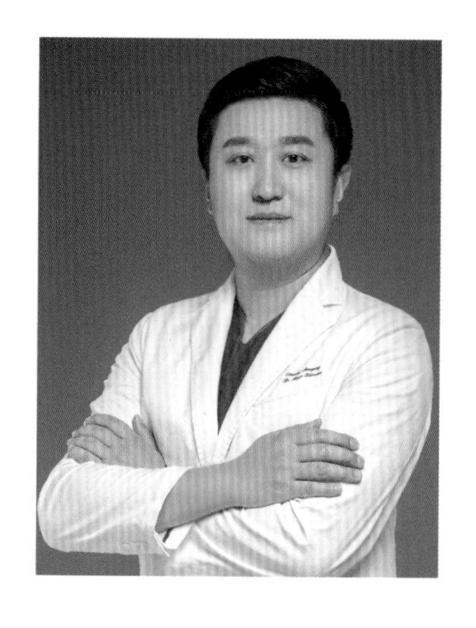

边志超

沈阳创美荟医疗美容门诊部美容外科部主任，副主任医师。曾于北部战区总医院整形外科工作。擅长眼综合整形、鼻综合整形、面部除皱、内镜双平面隆胸、吸脂及脂肪移植、注射美容、整形失败案例修复、氨鲁米特（奥美定）注射隆胸假体取出术、钻石精雕、体表肿物切除与修复、瘢痕手术治疗等。现任中华医学会整形外科分会肿瘤整形外科学组委员、中国康复医学会修复重建外科专业委员会美容外科学组委员。

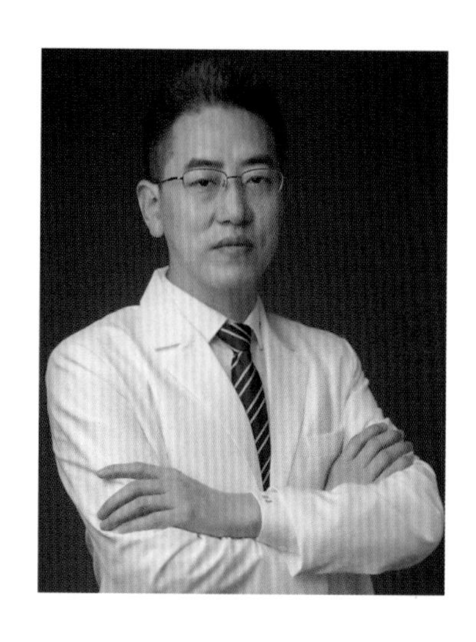

白继平

从事整形美容20余年，上海彩婷医疗美容门诊部等多家机构医疗院长，整形外科副主任医师，医学美容主诊医师。擅长面部抗衰年轻化及除皱术、眼部鼻部胸部整形项目及修复、各种先天性和后天性损伤畸形的修复等整形外科特色手术，通过专业的手术设计方案，打造个性化的独特之美。曾在北京整形外科医院和上海第九人民医院深造，并在部队三甲医院任职多年，多次赴韩国、日本参加整形峰会，任多个整形美容协会常务委员，参与编译多部著作。

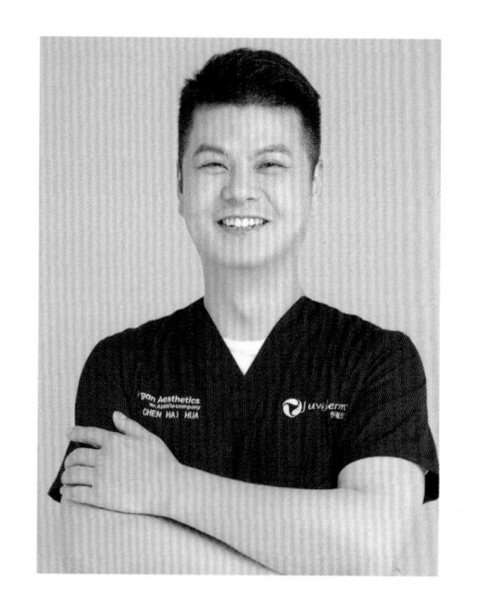

陈海华

杭州市第一人民医院整形外科副主任医师，美容主诊医师。擅长面部整形手术，对眼部整形及注射整形有丰富经验。兼任中国整形美容协会海峡两岸分会委员、浙江省医学会医学美学与美容学分会委员。

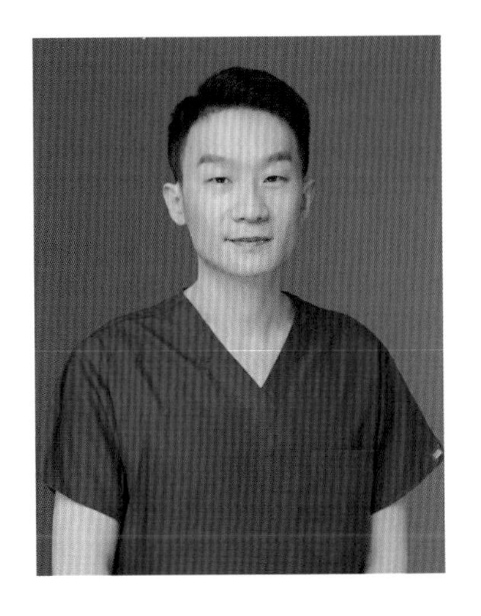

张文俊

上海长征医院烧伤整形外科副主任，副主任医师，副教授，同济大学博士后，美国罗切斯特大学访问学者，上海理工大学联合培养硕士研究生导师。中华医学会医学美学与美容分会创面与瘢痕修复学组委员，泛亚面部轮廓整形外科学会激光与微整形分会委员，中国解剖学会整形美容分会常务委员，中国医师协会美容与整形医师分会手整形学组副组长。发表学术论文 30 余篇，参编专著 7 部，副主编专著 2 部，发表 SCI 论文 9 篇（影响因子合计 27.91)。

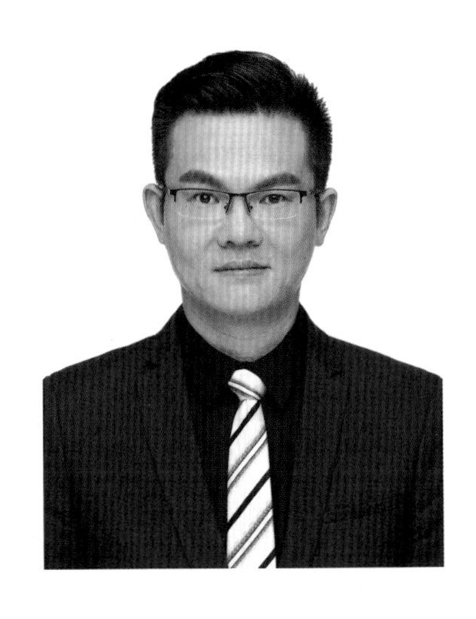

王永书

医学博士，从事医疗美容临床工作多年，师从中国台北荣民总院整形外科方荣煌教授，曾在美国达拉斯西南医学中心、瑞士蒙特勒医学抗衰中心、香港 Marry Queen Hospital 进修学习。具有扎实的整形外科基础和娴熟的美容注射技能，擅于依据个人需求，将传统面相学与时尚潮流元素相结合，定制个性化形象方案。中国整形美容协会海峡两岸分会委员、美国整形外科学会会员。

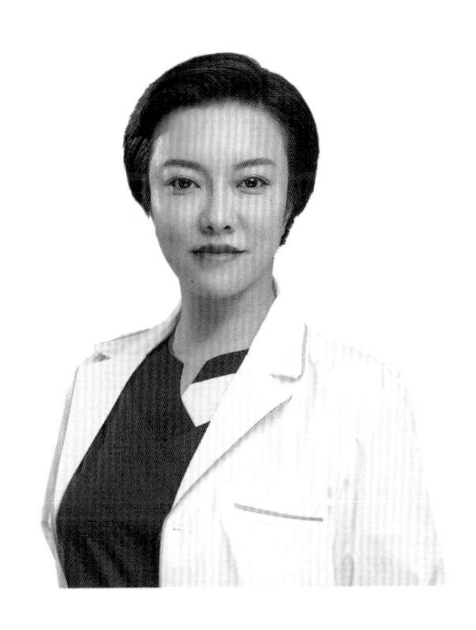

高培培

天津市口腔医院整形美容科美容主诊医师。国际医疗整形美容协会终身荣誉会员、韩国整形美容外科协会会员、亚韩医疗整形美容协会会员，澳大利亚弗林德斯大学硕士研究生。曾在空军总医院、韩国 BIO 整形医院及 BN 整形医院、日本东京整形外科进修。从事整形相关专业 20 余年，拥有丰富的临床美容经验，擅长整形术后失败修复重建、微创抗衰提升年轻化手术、先天畸形整复手术等。

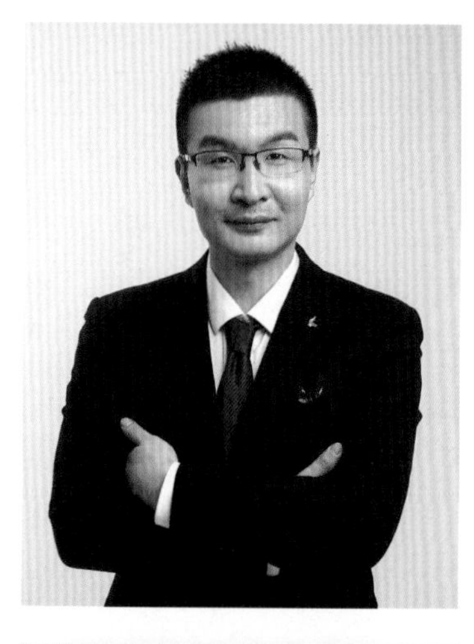
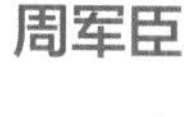

周军臣

东方医美（北京）国际医疗技术研究院创始人，北京卓艺医疗美容机构院长。从业 20 余年，获得 20 多项国家面部整形专利，发表 10 余篇医学期刊学术论文。独创的妃洛蒙面部抗衰微整理念及“面部七步玲珑美学设计体系”广受业界好评。擅长面部抗衰微整形、面部年轻化、眼周年轻化等整形美容手术，具有丰富的临床经验。

丁世凯

重庆沙坪坝柳叶刀医疗美容门诊部、巧天医疗美容门诊部院长，整形外科主任医师。毕业于重庆医科大学，曾长期担任公立医院整形外科主任。擅长面部轮廓整形、面部除皱术、微创年轻化等整形美容治疗。先后在国家级杂志上发表《颧骨颧弓突出症的改良手术方法》《内窥镜面部除皱》《电切技术在内窥镜除皱术中的应用》《带血管蒂岛状皮瓣在跟腱外露的覆盖治疗》等多篇论文，并担任《中国现代骨科与矫形》编委。

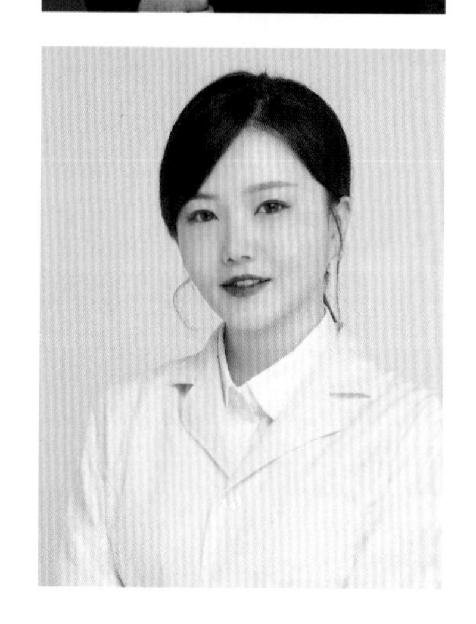

杨晓双

广州颜所医疗美容门诊部整形外科主治医师，美容外科主诊医师，医学硕士。从事整形外科临床与科研工作 7 年，曾就职于遵义医科大学附属第一医院烧伤整形外科，参与国家自然科学基金面上项目，并于国内外专业期刊上发表高质量文章数篇。擅长面部轮廓整形（面部吸脂、面部填充、埋线提升等）、形体雕塑、眼部整形及非手术综合抗衰。

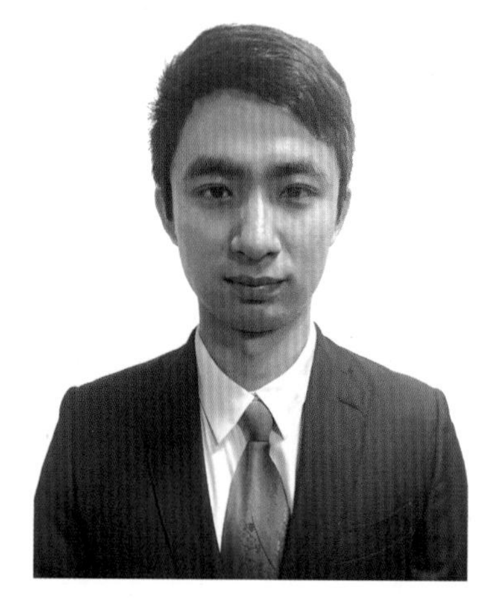

刘书昊

就职于中国医科大学附属口腔医院，在北部战区总医院烧伤整形科接受整形美容专科培训。擅长颅颌面美学综合设计和面部美容外科治疗。曾获得“咬合面定位下颌角截骨引导器”“外鼻侧貌角度估算尺”和“隆颏假体厚度估算尺”等 6 项实用新型专利，辽宁省口腔医学会唇腭裂及颌面整形美容专业委员会委员。

译者

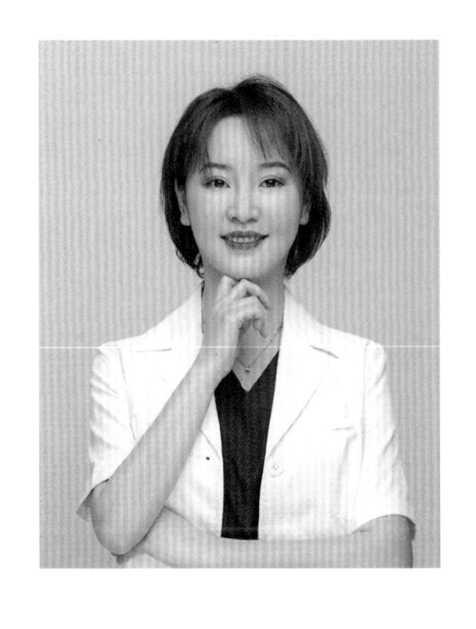

张　蕾

沈阳创美荟医疗美容门诊部美容外科部副主任，原三甲医院主治医师。中华医学会整形外科分会会员、亚洲医疗整形美容协会会员。从事医美整形 10 余年，擅长原生美眼、眼综合整形、眼周年轻化、假体隆鼻、鼻综合整形、面部年轻化、注射抗衰等。

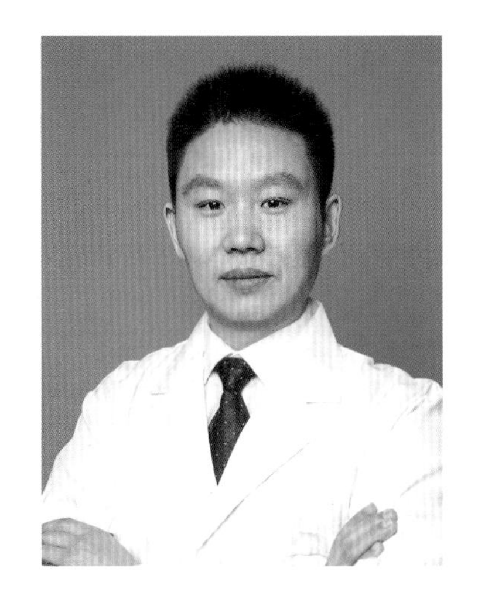

魏广运

河南广运整形创始人、院长。从事医学相关行业 20 余年，先后在日本、韩国、美国进修。擅长面部抗衰提升、高难度鼻部修复、乳房整形、腹壁整形、瘢痕修复等手术。拥有 8 项鼻部整形及面部提升国家专利技术。现任欧美同学会医师协会委员、中国整形美容协会 SMAS 除皱专业委员会委员、中国研究型医院学会委员、河南省健康产业发展研究会整形美容外科专业委员会副主任委员。

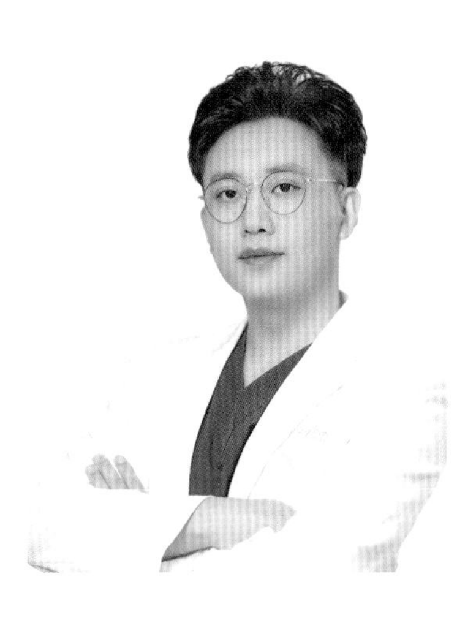

陈鲲鹏

琅梵医疗美容集团面部年轻化微雕专家，医疗整形美容从业 10 余年。现任琅梵医疗美容集团技术院长、孙志成博士整形团队成员、亚太医美共同体理事、中国医师协会美容与整形医师分会青年委员、中国医师协会美容与整形分会会员、中国医师协会美容与整形分会微整形学组委员、中国美容整形协会脂肪分会委员。擅长面部年轻化微雕、面部逆龄抗衰等。

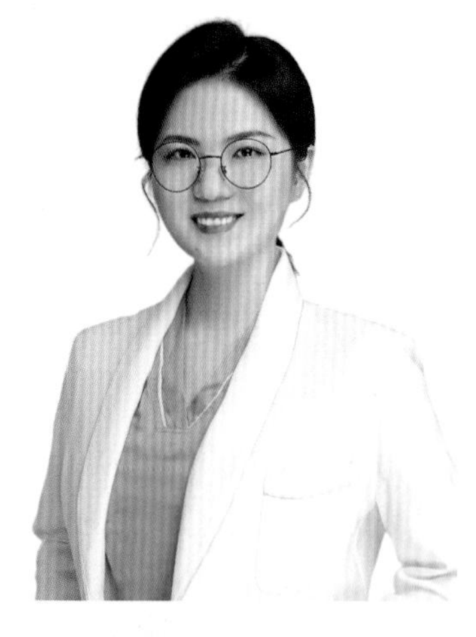

黄婧雯

琅梵医疗美容集团注射微整形专家，医疗整形美容从业10余年。现任孙志成博士整形团队成员、中国医师协会美容与整形医师协会会员、中国整形美容协会注射美容与微整形艺术委员、中国医师协会美容与整形分会微整形学组委员、中国美容整形协会脂肪分会委员。擅长面部年轻化微雕、面部逆龄抗衰等。

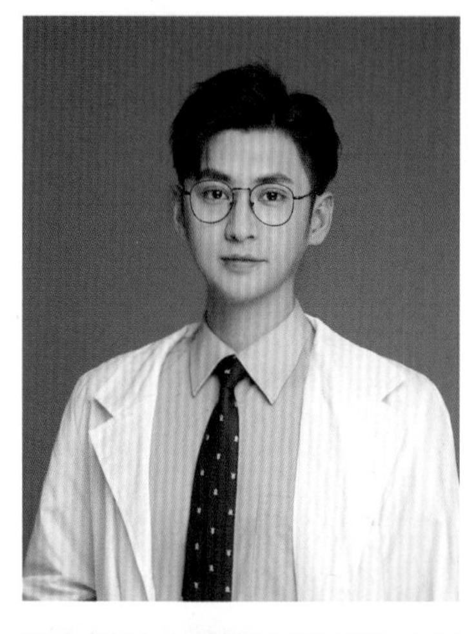

黄昭伦

整形外科医师，中山大学孙逸仙纪念医院整形外科专业硕士。从事医学相关行业10余年，将专业知识与现代化审美相结合，擅长重睑、眼袋整复等眼部年轻化整形美容手术，并在微整形注射、光电类面部年轻化治疗等方面积累了丰富的临床经验。现任中国解剖学会美容分会委员、中国整形美容协会海峡两岸分会委员、广东省整形美容协会整形美容外科分会委员。

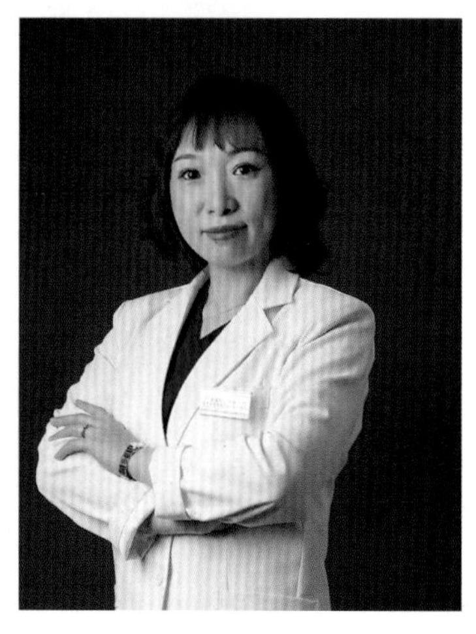

胡　颖

沈阳金皇后医疗美容医院技术院长，整形外科副主任医师，美容外科主诊医师。从事医疗美容临床工作10余年，曾赴韩国师从曹仁昌教授和郑东学教授。擅长眼部整形、鼻部整形、面部年轻化、自体脂肪移植、微整形等。现任中国非公立医疗机构协会会员、《医学参考报美容医学频道》专家库成员。

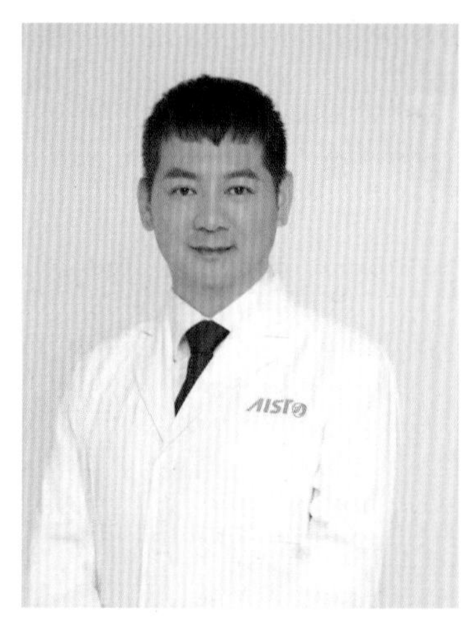

孙晓捷

广州名韩医院副主任医师，美容外科主诊医师，曾在北京黄寺整形美容外科医院、北京协和医院进修，并师从整形美容专家何栋良教授学习鼻部整形，师从李京教授学习内窥镜隆胸术。先后就职于合肥华美、广州美恩等整形美容医院。从事整形美容外科工作20余年，擅长眼部精细整形（眼综合整形、上睑下垂矫正、眼袋整形等）、自体脂肪移植、吸脂、隆胸、鼻综合整形等。

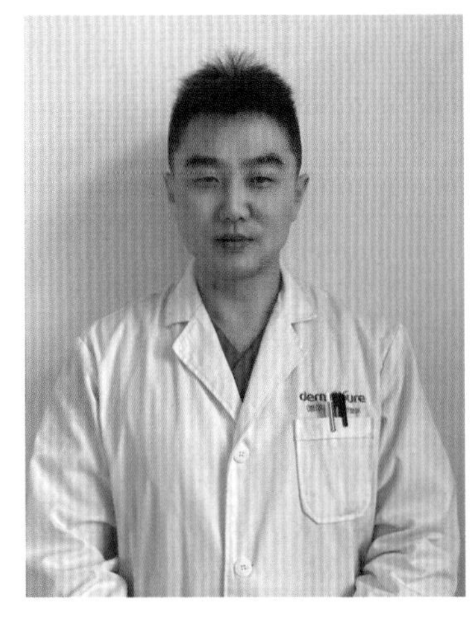

郑殿龙

整形外科副主任医师，美容外科主诊医师。从事整形美容外科 10 余年，具有丰富的临床经验，擅长五官标准化设计、眼及面部年轻化治疗、微整形注射、脂肪填充及形体雕塑等。现任中国医师协会美容与整形医师协会委员、中国中西医结合协会面部年轻化分会委员。

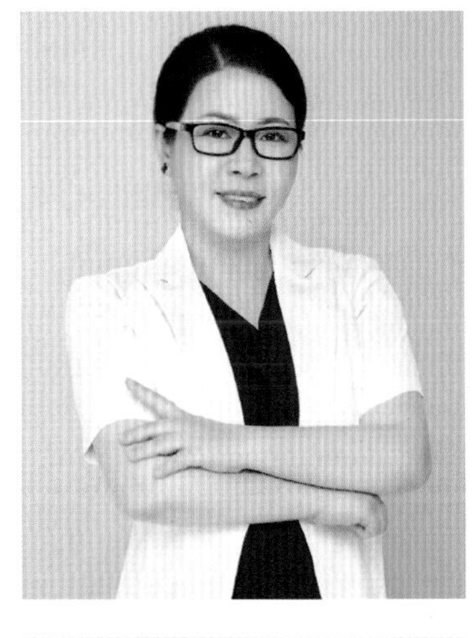

蒋　娜

医美专业机构创始人、院长，整形外科副主任医师，曾担任三甲医院医疗美容科主任，从事注射微创美容临床工作20余年，具有丰富的临床经验。曾主持过国家省部级课题。现任中国整形美容协会抗衰老分会委员、中国整形美容协会微创与皮肤美容分会委员等。专注于注射、激光和微创手术联合治疗的临床工作与研究。

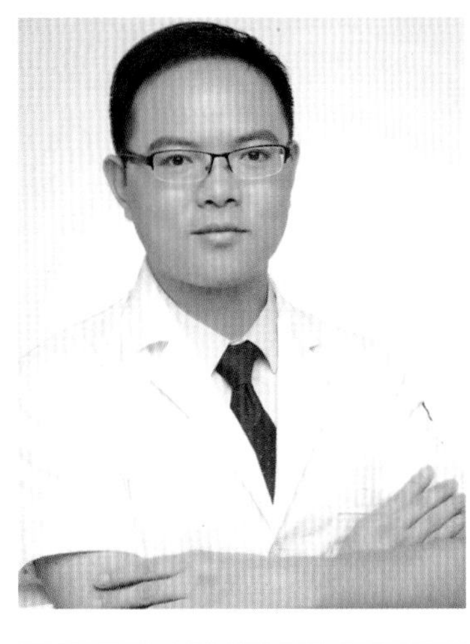

胡富华

杭州整形医院国际部执行院长。现任中国整形美容协会瘢痕医学分会委员、浙江省医学会整形外科学分会委员、浙江省整形美容行业协会医学美容微创分会副会长、中国医师协会显微外科医师分会委员。擅长瘢痕修复整形、眼鼻综合整形、面部脂肪精雕等。

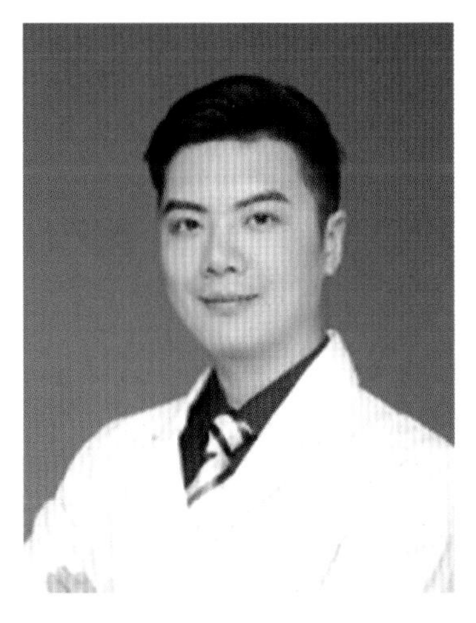

冯　啸

整形外科硕士。毕业于浙江大学医学院整形外科专业，师从浙江大学李华教授，专攻综合面部年轻化。在多家核心刊物上发表学术论文。参与编写《注射美容整形技术》一书。现任浙江医学会整形外科分会青委会副主任委员、中国医师协会美容与整形医生分会微创抗衰老委员会委员、中华医学会整形外科分会面部年轻化学组委员。擅长面部年轻化治疗、面部肉毒毒素注射除皱术、微创线雕埋线除皱术、微创内镜下额颞部除皱术、小切口中下面部除皱术、动态重睑术、肋软骨隆鼻术、唇整形术等。

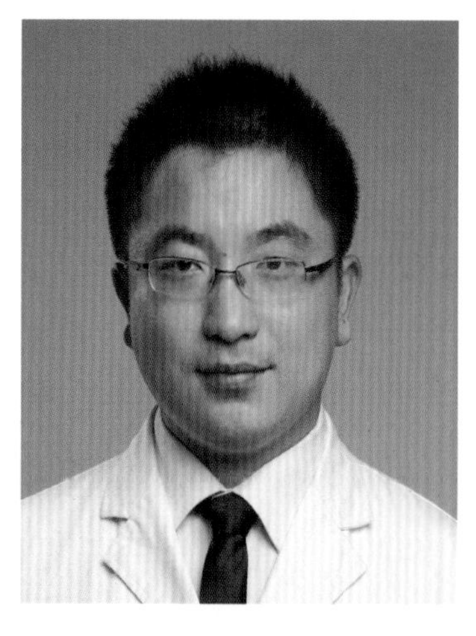

谢立宁

整形外科博士。曾就读于日本九州大学医学院、美国哈佛大学附属 Brigham and Womens' Hospital 整形外科，完成清华大学医用工程学博士后研究工作。曾获得比尔及梅琳达·盖茨基金会全球“探索大挑战”项目资助。现任中国修复重建外科专业委员会皮瓣外科专业组委员、中国整形美容协会会员、中国整形美容协会眼鼻综合医学美容专委会委员、九三学社社员等。在各类杂志上发表文章 30 余篇。

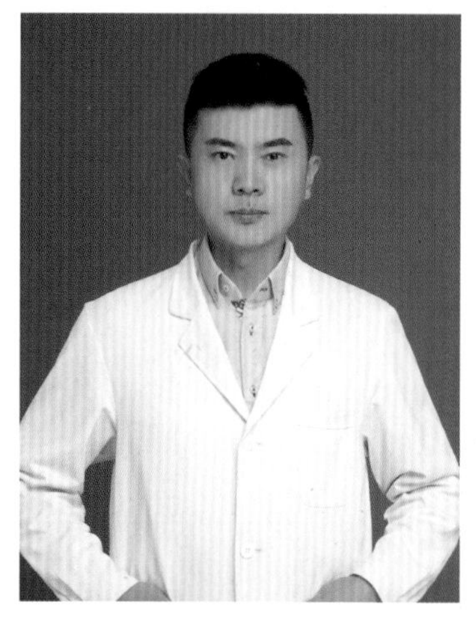

关世超

大连达美元辰美容机构技术院长，整形外科主任医师。现任中国医师协会整形美容分会会员、中原精准健康公司及优赛项目首席美容专家。曾在北京整形外科医院、上海第九人民医院进修学习，并多次赴美国、韩国参加国际学术交流。在国内外学术期刊上发表论文 10 余篇。擅长体形雕塑、脂肪移植、微创线雕、手术抗衰、鼻综合整形、眼综合整形等。

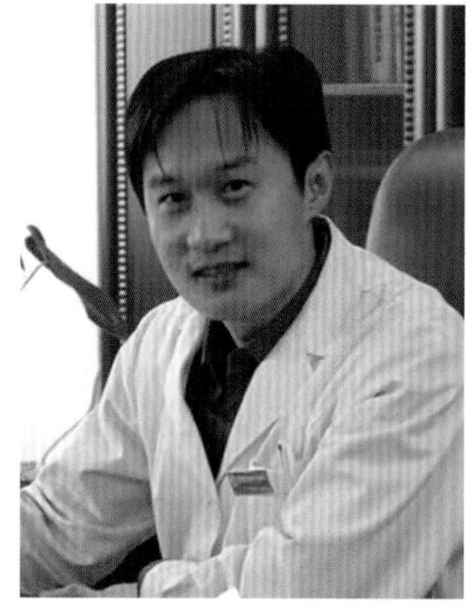

訾海涛

秦皇岛纪辉美容医院院长。从事整形美容外科工作 10 余年，曾在北京黄寺整形美容外科医院、上海第九人民医院整形美容外科学习，多次赴韩国进修学习。在微创五官精细化手术方面取得了突破性成果。擅长魅力眼综合整形、鼻综合整形、埋线隆鼻、微整注射、面部提升及塑形、胸部塑形、身体塑形、五官类手术、自体脂肪移植等。

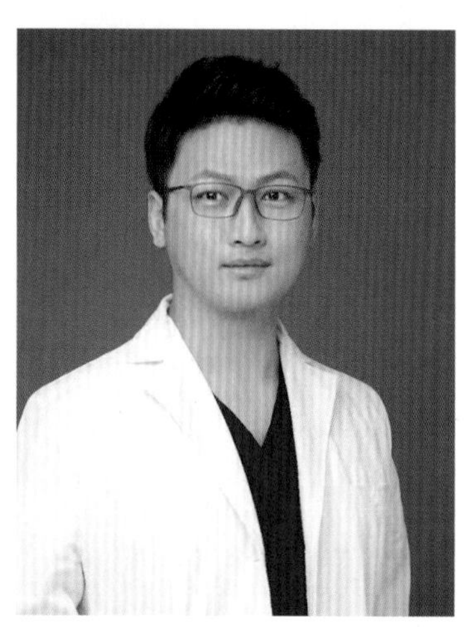

赵健淞

整形外科主治医师，医学硕士。毕业于中国医科大学，现任中国东方整形艺术协会线雕分会委员、美国快翎线认证专家、中国台湾净颜集团医师、上海光博微整形科院长、上海 Rejuv 科技公司董事。擅长面部微创美容、线雕美容、面部除皱、注射美容、脂肪移植等。

前言

本书是50多年来面部年轻化手术实践的经验总结，也是充分研究面部年轻态三维特征的基本要素及与面部解剖相关的生物力学模型之后的规律分析。经典的面部年轻化手术是在二维平面上进行的；作者基于新的理论，将面部作为三维结构进行分析，包括高度、宽度和深度。

柱状结构（Pilaster）一词来源于拉丁语“Pliastrum”，指柱状或支柱状结构，这种结构常作为空间转换的过渡区。老化的面部可以用数个动态的大柱状结构和小柱状结构来分析，这些结构上有多个解剖关键点，在手术时需要重点矫正。中面部具有最典型的柱状结构，位于面部正面和侧面的移行区，是面部年轻化手术的重点区域。这一结构从眶外侧缘呈曲线纵向走行。处置的要点是，在不破坏年轻态柱状移行区的前提下，通过改善外形的环形缝合和选择性脂肪填充，恢复年轻化外观。

本书回顾了多年来文献报道中除皱术的演变，并在大量的临床除皱术实践基础上，提出了“立体复位面部除皱术”的概念。为了更全面地介绍该技术的原理和优势，作者在准确的解剖学和生物学研究的基础上，与生物力学研究团队一起，应用三维计算机模型模拟了面部表情肌的运动过程，并应用这一新的工具动态观察了各种软组织的变化规律，从而为该技术应用后的面部解剖学变化提供了客观的分析方法。

本书介绍了“立体复位面部除皱术”的基本原理和技术要点，对于年轻的整形外科医生，以及采用经典二维除皱术后效果不佳的高年资外科医生来说，将大有裨益。

澳大利亚悉尼，劳伦斯·C. Y. 霍（Lawrence C. Y. Ho）

新西兰奥克兰，麦克尔·F. 克拉森（Michael F. Klaassen）

克马尔·密斯瑞尔艾特恩（Kumar Mithraratne）

附录视频的使用方法

附录视频收录了应用计算机模型模拟了面部表情肌的运动过程及各种软组织的变化规律的视频。要观看视频需要微信扫描下方二维码。此为一书一码，为免错误扫描导致视频无法观看，此二维码提供两次扫描机会，扫描两次后，二维码不再提供免费观看视频机会。购买本书的读者，一经扫描，即可始终免费观看本书视频。该视频受版权保护，如因操作不当引起的视频不能观看，本出版社不负任何责任。切记，勿将二维码分享给别人，以免失去自己的免费观看视频机会。操作方法请参考视频使用说明。

视频使用说明

扫描二维码即可直接观看视频。视频下有目录，点击目录可以进入相关视频的播放页面直接观看。

目录

第1章　面部除皱术的历史和经典二维解剖 …… 1

1. 面部除皱术的历史 …… 3

2. 经典二维解剖 …… 5

2.1　概述 …… 5

2.2　面部肌肉 …… 5

2.3　颈阔肌-SMAS-颞浅筋膜 …… 7

2.4　面部神经的解剖要点 …… 8

2.5　面部血管的解剖要点 …… 9

2.6　补充说明 …… 12

参考文献 …… 14

第2章　临床三维解剖 …… 17

1. 概述 …… 19

2. 面部支持系统 …… 21

3. 面部平面和柱状移行区 …… 23

4. 下面部软组织结构 …… 24

4.1　皮肤和脂肪室 …… 24

4.2　韧带、纤维隔和脂肪室 …… 25

4.3　SMAS/颈阔肌 …… 27

4.4　面部表情肌三维解剖 …… 30

5. 手术注意要点 …… 31

参考文献 …… 34

第3章　面部三维结构的生物力学 …… 35

1. 概述 …… 37

2. 表情肌的生物力学 …… 38

2.1　表情肌 …… 42

2.2　表情肌的结构 …… 43

2.3　表情肌的功能 …… 51

3. 三维面部解剖的数学模型分析 53
4. 面部表情模拟 56
5. 小结 62
参考文献 62

第4章 手术方法 65

1. 概述 67
2. 立体复位面部除皱术操作过程 74
2.1 术前准备 74
2.2 操作步骤 74
2.3 案例分析 83
2.4 经典面部除皱术的不足 90
2.5 手术要点 92
2.6 面部脂肪室容量对年轻化的影响 94
3. 应用脂肪移植术实现面部年轻化 95
3.1 操作技术 96
3.2 案例分析 97
3.3 技术要点 104
4. 面部结构的优化 107
4.1 方法和操作技术 107
4.2 案例分析 109
4.3 手术要点 113
5. 技术总结 115
5.1 历史回顾 116
5.2 补充观点 116
5.3 理论创新 117
5.4 结束语 118
参考文献 119

第 1 章

面部除皱术的历史和经典二维解剖

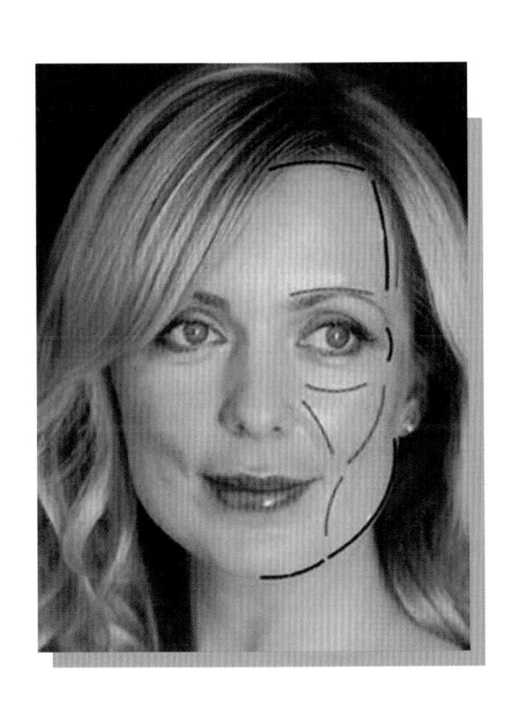

1. 面部除皱术的历史

目前人们普遍认为，第一例面部除皱术是 1901 年由尤金·霍兰德（Eugene Hollander）在柏林夏里特医院为一位波兰贵族施行的。这位波兰贵族在尤金·霍兰德面前，把手放于面部两侧，将面部向上提起，她希望尤金·霍兰德帮她解决面部下垂的问题。霍兰德医生切除了该患者耳前 5cm 长的皮肤并直接缝合。之后其他外科医生紧随其后，开展了类似的手术，手术还横跨大西洋传到美国。例如，1906 年列克（Lexer）[1]、1911 年约瑟夫（Joseph）[2–4]、1919 年帕索（Passot）[5]、1926 年诺埃尔（Noël）[6, 7]、1927 年维朗克（Virenque）[8]、1936 年布里昂（Burian）[9] 和 1906 年米勒（Miller）[10–12] 等均施行了类似的手术。早期这些外科医生大多在耳前使用“S”形曲线切口，该切口向上延伸到颞部、额部和顶部，向下延伸至耳垂后。切开皮肤后进行皮下剥离，向头侧牵拉皮肤，穿越正面和侧面的交界区，最后在新的位置上缝合固定。列克（Lexer）后来研究了皮下脂肪结构，并对面部肌肉进行了处理。

约瑟夫（Joseph）精心设计了皮肤切口，在外侧和颏下行向上牵拉后切除皮肤。术中行皮下广泛潜行剥离，皮肤切除主要在面部侧面的头侧进行，通过图 1.1 所展示的技术实现了 3.5cm 的提升。手术前后照片（图 1.1b、c）显示，面部、颏下和颈部的侧面均达到极佳的提升效果。术者清楚地意识到，面部侧面的头向牵拉能使颏下平滑、紧致和提升，进而使颈部线条变得平滑，但对颊部下垂和口角下垂几乎没有改善效果，侧面垂直向牵拉对中下面部没有加宽的效果。

莫里斯·维朗克（Maurice Virenque）[8] 在颌面外科领域拥有丰富的经验，并具有扎实的解剖学基础。他强调应用悬吊线进行面部表浅肌肉腱膜系统（SMAS）层（肉膜层）折叠缝合的重要性。图 1.2 展示了他的这项技术，但是没有手术前后的对比照片。

1972 年，斯古戈（Skoog）[13, 14] 提出了腱膜下或 SMAS 筋膜下平面这个概念。这是一个相对无血管的平面，分离后 SMAS [15, 16] 和颈阔肌失去了神经支配，而颈阔肌是面颈部

L.C.Y. Ho et al., *The Congruent Facelift*,
https://doi.org/10.1007/978-3-319-69090-2_1

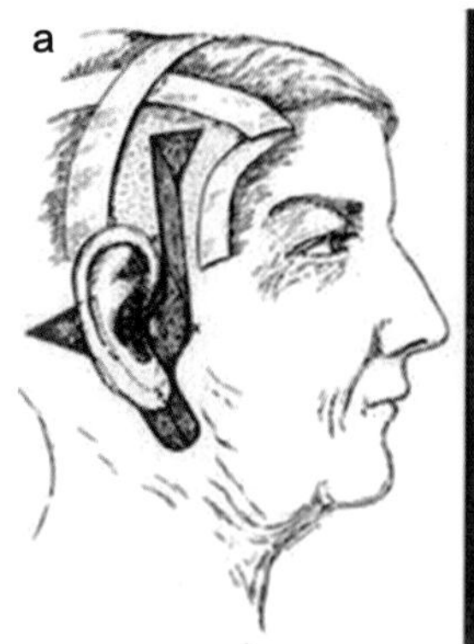

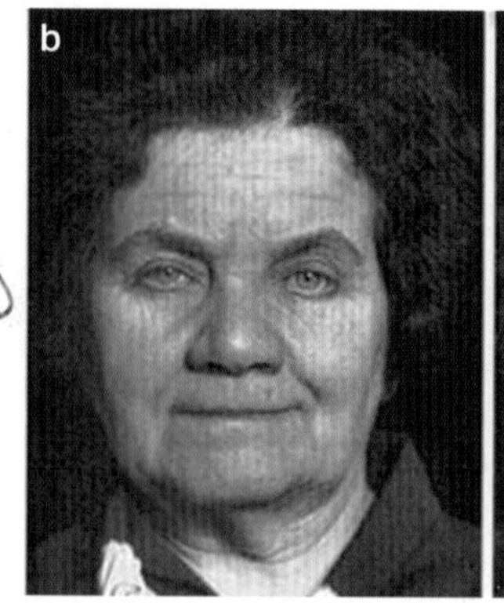

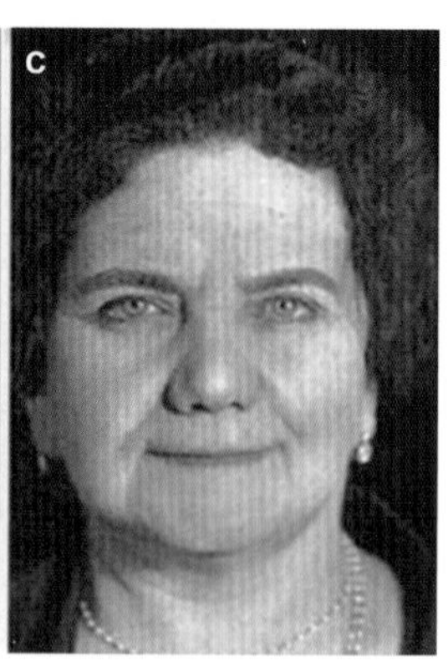

图 1.1 (a) 约瑟夫采用的耳屏后切口。(b) 术前外观。(c) 术后外观（照片由米兰的里卡多·马佐拉博士提供）

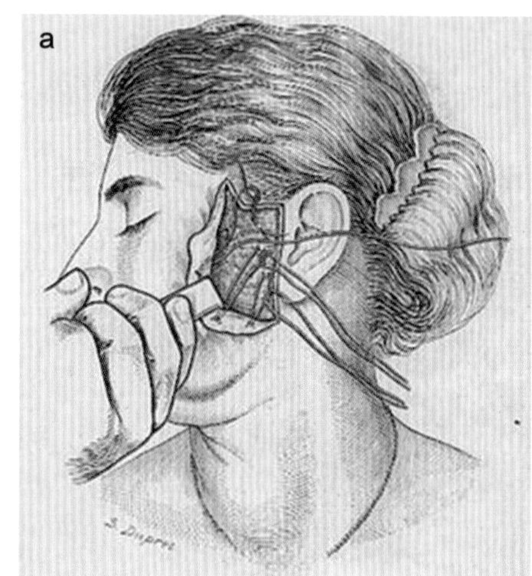

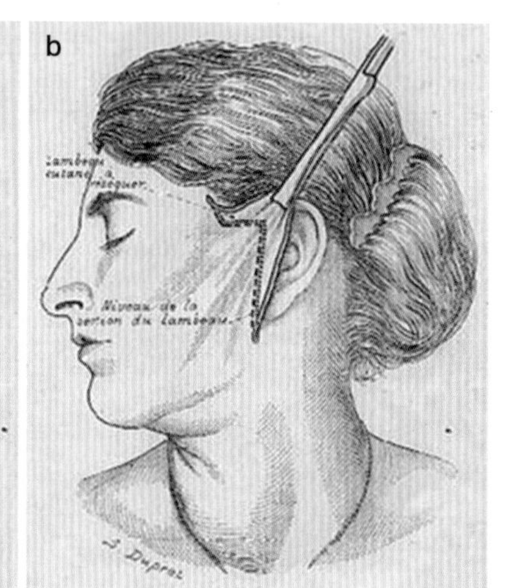

图 1.2 (a) SMAS 层环状缝合。(b) 皮肤上提和切除（图片由米兰的里卡多·马佐拉博士提供）

主要的表情肌。1994 年，里斯（Rees）和特伦塔（La Trenta）[17] 发表了一篇较为全面的文献综述，文章得出的结论是，近年来发表的文章中所介绍的方法均是 1900—1955 年所报道的方法在某些方面进行改良后的结果（这也是本书作者在着手写作本书之前对文献进行回顾分析后的发现）。之后进行了大量的“SMAS 整形术”，但是手术常常不是根据患者的个性化需求，而是单凭外科医生的个人想法，希望通过这种手术解决面颊和口角下垂的问题。但遗憾的是，这些操作是在支持力较弱的正面与侧面过渡区及其附近进行的，结果因过大的拉力而引起面部变形。1992 年，哈马拉（Hamra）[18] 介绍了分离更为广泛的三层复合除皱术。1997 年，曼德森（Mendelson）[19] 提出将韧带固定在骨组织上。1979 年，泰瑟尔（Tessier）[20] 报道了骨膜下除皱术。伊色（Isse）[21] 和瑞米里兹（Ramirez）[22] 将内镜技术引入除皱术中。

与此同时，许多外科医生在不断寻找更为简单的方法来取得更好的效果。赛兰（Saylan）[23, 24]，以及唐纳德（Tonnard）和弗裴尔（Verpaele）[25, 26] 对面部外侧面垂直方向的下垂进行了向头侧方向上的矫正。他们均在SMAS层（肉膜层）进行了环形缝合悬吊。这种方法与维朗克（Virenque）在1927年描述的方法非常相似。

2. 经典二维解剖

2.1 概述

除皱术主要涉及面部和上颈部皮肤和皮下软组织。基本结构涉及表皮、真皮、皮下脂肪（脂肪层）、皮下血管丛和浅筋膜（筋膜层）。面部浅筋膜被称为SMAS层，在颈部为颈阔肌。皮下层血管丰富，而SMAS层下平面则相对血管较少。

咀嚼肌位于面部的侧方，也是在面部真正的正面之外。通常位于较深的平面中，并且不参与除皱术的解剖分离。表情肌分布广泛，位置表浅，通常位于真正正面的中央区域，并且止于皮肤。

面部肌肉的运动神经通常在深层，个别神经在浅层。动脉供血与静脉回流伴行，常有相关神经一同走行，形成神经血管束。面部的感觉神经支配来自三叉神经的3个分支，而面－颈交界区是由颈神经上支支配的。咀嚼肌由三叉神经支配，而表情肌由面神经分支支配。面部由颈外动脉和颈内动脉的双重动脉供血，但主要来自颈外动脉。这种双重供血在临床上具有重要的意义。

2.2 面部肌肉

解剖后的面部显示出两组肌肉（图 1.3）：外周组和中央组（内侧组）。颞肌和咬肌是4块咀嚼肌中的2块，属于外周组。它们起始于骨面，并插入骨组织中。运动和感觉均由三叉神经（第Ⅴ对颅神经）支配，该神经走行于肌肉的深层表面。这些咀嚼肌起源于第一咽弓。三叉神经也起源于第一咽弓。

表情肌在其胚胎发育中迁移了很长一段距离，并覆盖了很大的区域。2个肌肉区域（SMAS和颈阔肌）跨越3个面部平面（相关内容见第 2 章）。所有表情肌均起始于结缔组织或骨骼，最后止于面部皮肤。运动和感觉由面神经支配，面神经来自第二咽弓。运动神经末梢支配深部肌肉，但有3个例外，即颊肌、提口角肌和颏肌。表情肌薄而扁平，发挥提肌、

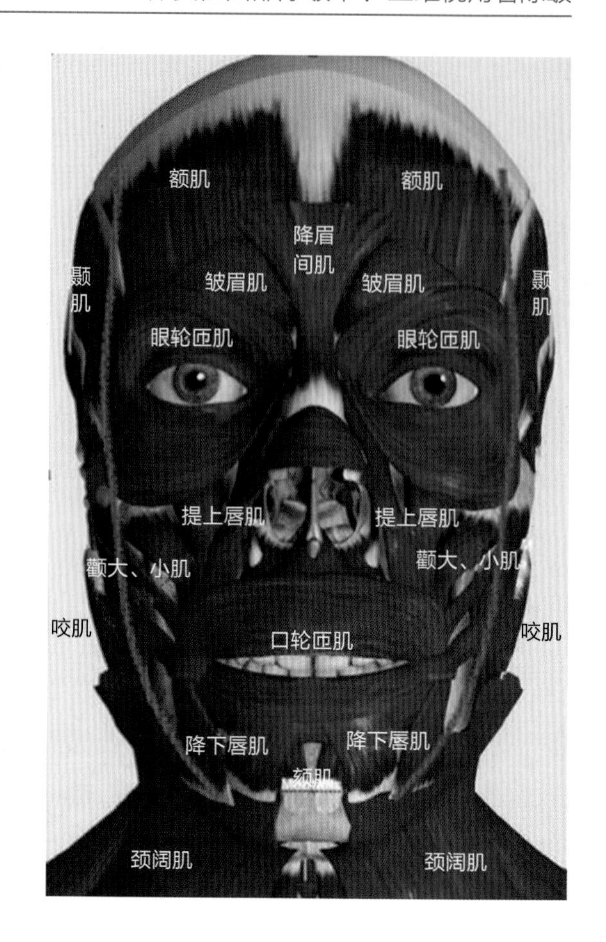

图 1.3 外周组和中央组（内侧组）肌肉由红色曲线分界

降肌、括约肌、扩张肌的作用。面部括约肌包括位于中线的口轮匝肌和成对的眼轮匝肌。

位于中线的口轮匝肌是中下面部复合体的一部分。口轮匝肌不起于骨组织，在下面部占有较大的面积（超过 2/3），由韧带和腱膜构成的双平面成角支持系统向上方悬吊，下方则有类似“铅块样”组织结构向下固定（相关内容见第 2 章）。口轮匝肌除了具有表情功能外，提肌和提口角肌、降肌和降口角肌相互作用使口唇保持在最佳的空间位置。

成对的眼轮匝肌是眼周的保护性括约肌。两鼻孔的鼻孔缩肌、鼻孔张肌和降鼻中隔肌相互作用控制外鼻孔的大小。

眉部位于眼部上方、前额下方，是面部重要的特征之一。每个眉部均由 4 块表情肌控制其位置和运动，包括额肌、眼轮匝肌、皱眉肌和降眉肌。额肌起始于帽状腱膜，其纤维插入眼轮匝肌、皱眉肌和眉部的真皮层中；它是提眉的主要肌肉，是眼轮匝肌主要的拮抗肌。皱眉肌起自眼眶的内上角，穿过额肌后，向外上方走行，其纤维插入眉中部的真皮中；它的作用是向下、向内拉动眉部，并在眉间产生皱眉纹。降眉肌较小，作用是降低眉部内侧。

2.3　颈阔肌 -SMAS- 颞浅筋膜 [15, 16, 27]

颈阔肌 -SMAS- 颞浅筋膜（属于颞顶筋膜复合体的一部分）向上方走行，在额肌深面与其汇合交织（图 1.4a）。颈阔肌是强健的肌肉，SMAS 是肌肉腱膜性组织（因此称为“表浅肌肉腱膜系统”），颞浅筋膜是薄层筋膜。在颧弓上方肌肉交织处，SMAS 是一层紧紧贴附在骨膜表面的薄膜。颈阔肌动脉血供主要来自颏下动脉，辅之以甲状腺上动脉、枕后动脉和耳后动脉。静脉引流通过颏下静脉和颈外静脉。运动和感觉由面神经的颈支和下颌缘支的细小神经纤维支配。

SMAS 的动脉供血和静脉回流是由面横血管和眶下血管提供的。运动和本体感觉神经支配来自面神经的颧支和颊支的细小纤维。颞浅筋膜由面神经的颞支支配，血供来自颞浅血管。图 1.4b、c 是该颈阔肌 -SMAS- 颞浅筋膜这个复合体的正面观和侧面观，可以显示这个复合结构广泛的覆盖范围（其作用详见第 2 章相关内容）。

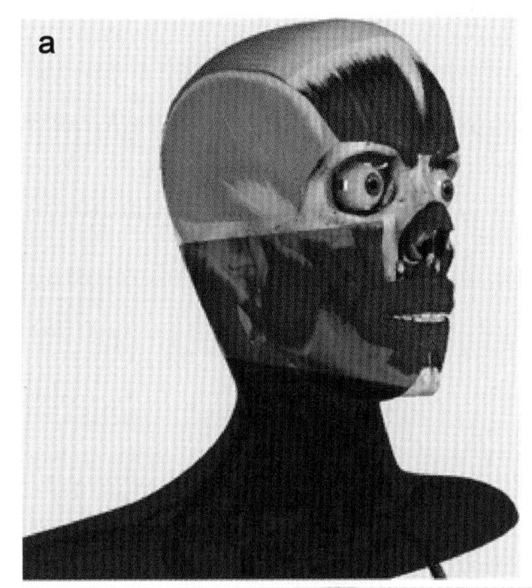

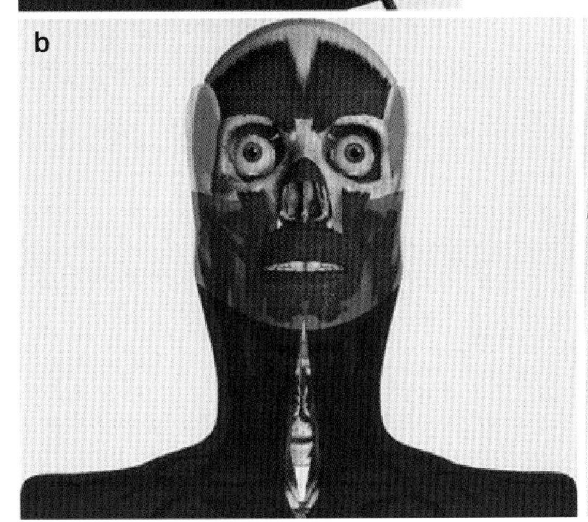

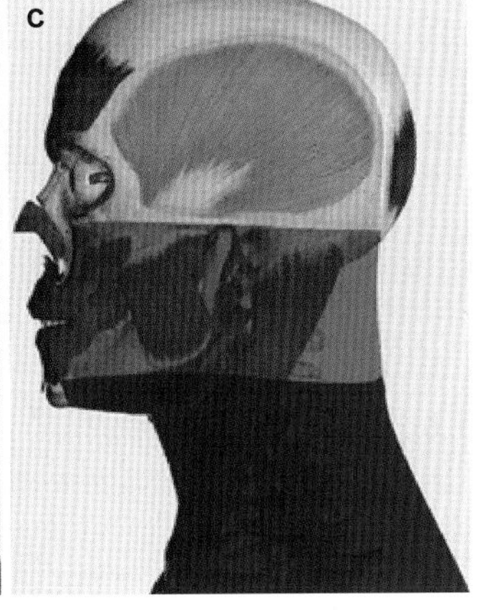

图 1.4　(a) 透光度的不同表明复合体组织厚度的变化。(b、c) 颈阔肌 -SMAS- 颞浅筋膜的分布范围

2.4 面部神经的解剖要点

面部皮肤的感觉神经支配来自三叉神经的3个分支（眼支、上颌支和下颌支），面－颈交界区由颈2神经和颈3神经支配。大多数感觉神经分支（V 1和V 2）通过骨孔进入，并为其浅面覆盖区域的皮肤和软组织提供感觉。

三叉神经运动支支配面外侧的咀嚼肌（第一咽弓）。它们走行在深层组织中，由咀嚼肌的深面进入肌肉组织。

面神经的运动神经主要支配面部表情肌（第二咽弓），其感觉分支为口腔和舌前2/3提供味觉。它通过茎乳孔穿出颅骨。在主干进入腮腺之前，发出耳后神经和分支到二腹肌后腹和茎突舌骨肌。在腮腺的浅叶和深叶之间穿行时，分为5个分支，即颞支、颧支、颊支、下颌缘支和颈支（图1.5）。面神经在腮腺中发出时位置较深，在向目标肌肉分布时位置逐渐变浅。

颞支在腮腺上极穿出，走行于薄的SMAS / 颞浅筋膜下，在外耳道前、颧弓上方2cm处斜向前上方走行，到达靠近眉部外侧的额肌。这些分支在表浅位置上容易受到损伤。

颧支在腮腺前上方部位穿出时通常分为两个分支。上支支配眼轮匝肌上部和额肌。下

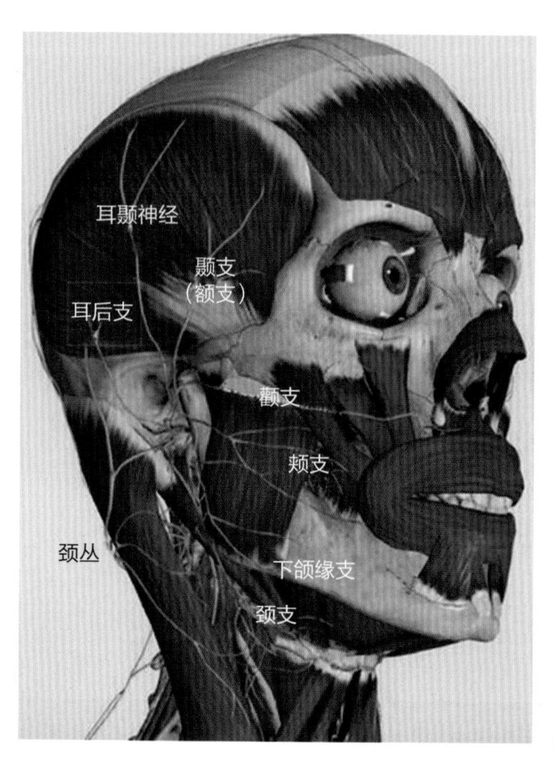

图1.5 面神经分支和感觉神经

支支配眼轮匝肌下部、颧肌（在其下方走行）、提上唇肌、眼轮匝肌内上部、降眉肌、皱眉肌和降眉间肌。

颊支（通常是两支）从腮腺前缘穿出，在腮腺导管下方平行于腮腺导管向前走行，支配颊肌（在其浅表走行）、提上唇肌、提口角肌（在其浅表走行）和鼻部肌肉。通常存在第二颊支，并在腮腺导管上方走行。两者在向目标肌肉的走行过程中均牢固附着于腮腺咬肌筋膜上。

下颌缘支由腮腺下部穿出，并沿不同的路线向下唇走行。通常情况下，下颌缘支走行在下颌缘的上方，但是在以下颌缘为中心的 4cm 范围内均可能有下颌缘支走行。它支配下唇降肌群和颏肌（在浅面走行）。由于下颌缘支走行路线变异较大，因此容易受到损伤。

颈支从腮腺下部穿出，在颈阔肌深面走行，并支配该肌肉。

2.5　面部血管的解剖要点

面部的皮肤和软组织有双重血液供应，分别来自颈内动脉和颈外动脉，大部分动脉血供来自颈外动脉的分支（图 1.6）。

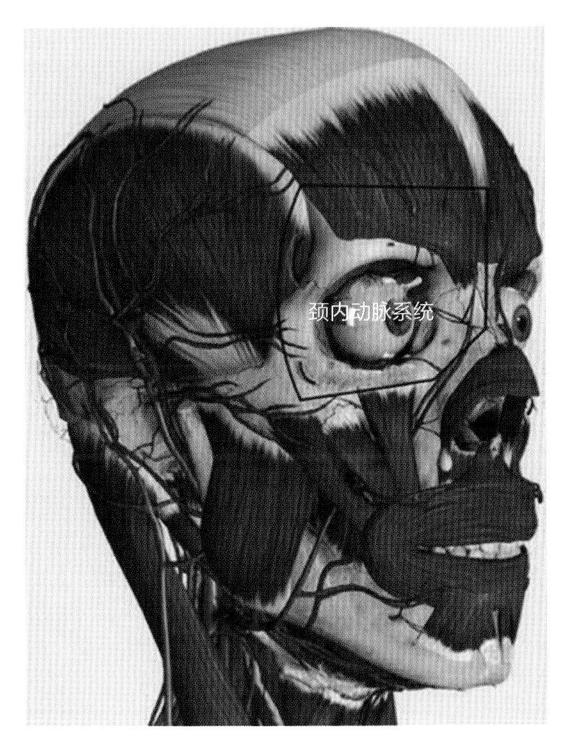

图 1.6　面部皮肤和软组织的双重血供（颈动脉来源）

颈外动脉主要分支包括：

(1) 面动脉：从靠近下颌骨下缘中部开始，沿唇部提肌群后方深部走行，最终成为角动脉（内眦动脉）。角动脉是其终末分支，位于眼内眦内侧。在其走行过程中，发出唇动脉和细小分支到唇部降肌和提肌。

(2) 颌内动脉：走行在深部，发出眶下动脉和颏动脉，由同名的骨孔穿出。

(3) 面横动脉：平行于颧弓并在其下方横向走行。

(4) 颞浅动脉：是颈外动脉的末端分支。穿过颧弓后，在颞浅筋膜内或其上方浅面走行。发出颞动脉后，分为颞前动脉和颞后动脉。

眼动脉是颈内动脉的第一个分支。它发出以下分支：视网膜中央动脉，泪腺动脉，睑外侧动脉，颧颞动脉，颧面动脉，眼轮匝肌动脉，睫状动脉（长、短和前），眶上动脉，筛动脉（前和后），睑内侧动脉，滑车上动脉，最后是鼻背动脉。

在颈外动脉和颈内动脉的交通区域，存在着将两个系统连接起来的动脉吻合区[28]（图1.6）。在鼻腔内，这两个颈动脉系统以相似的方式共存于鼻中隔和鼻外侧壁。在面部，这些动脉吻合区存在于眼动脉的分支附近，以及邻近的颈外动脉皮支和肌支周围。

在进行面部填充和脂肪注射时，如果不慎将填充物注射入眼动脉的分支，填充物将在动脉内逆行，这是导致失明和脑血管意外的常见原因。同样，如果不慎将填充剂注射入其他颈外动脉分支中，填充剂也可以通过两个系统间的吻合逆流至颈内动脉供血系统中，形成严重的栓塞。临床上必须采取恰当的预防措施[29-31]。动脉与成对的静脉伴行，它们以神经血管束的形式沿着神经走行（图1.7）。

神经血管走行平面的不一致性

如图1.8所示，面神经、感觉神经分支和面部血管在各个水平的颈阔肌-SMAS-颞浅筋膜复合体中走行的层次不完全一致。因此，在手术中需要谨慎进行。表1.1总结了在不同部位走行层次的差别。

图1.9显示了颈阔肌-SMAS-颞浅筋膜复合体与相关血管、运动神经和感觉神经之间的层次关系。

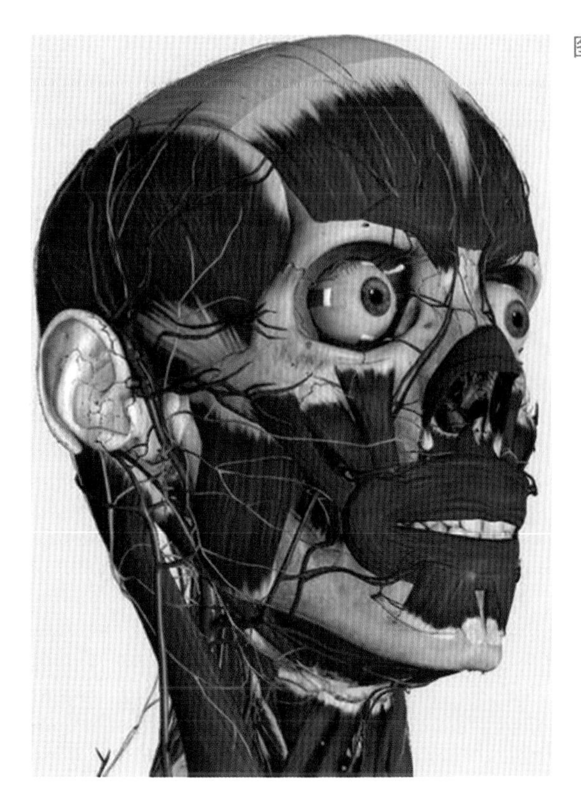

图 1.7　面部神经血管束

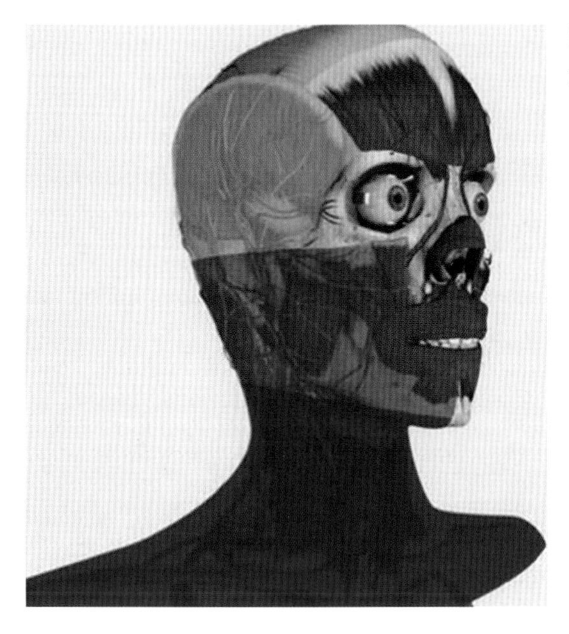

图 1.8　面部神经血管与颈阔肌 –SMAS– 颞浅筋膜复合体的层次关系

表 1.1　面部神经血管在不同部位走行平面的差别

下面部	颞区	颈阔肌区
· 面神经分支走行在 SMAS 层深面 · 支配深部肌肉，除了颊肌、提口角肌和颏肌 · 感觉神经和血管走行在 SMAS 层深面，直至终末分支	· 面神经分支在颧弓上方走行在颞浅筋膜内或其表面 · 感觉神经和血管在颧弓上方走行在颞浅筋膜内或其表面	面神经分支、感觉神经和血管走行在颈阔肌深面

图 1.9 从颞部至颈部的组织横断面示意图。结构由浅至深（由左向右）依次为皮肤、皮下脂肪（黄色）、“肌膜”（红色和灰色）、深层脂肪（黄色）。成对的血管为红色和蓝色，运动神经为绿色，感觉神经为白色

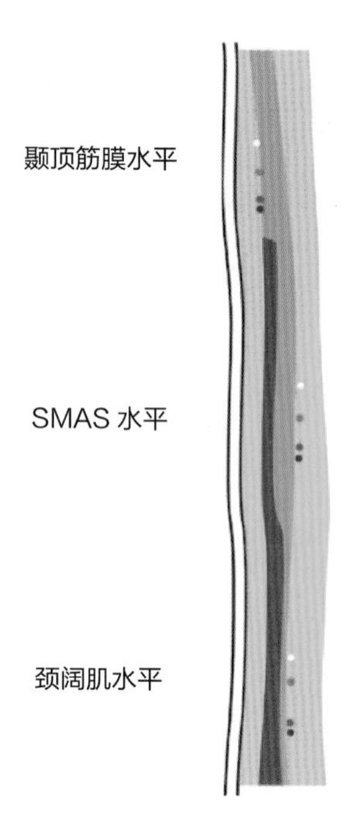

2.6 补充说明

关于面部颈外动脉与颈内动脉系统的吻合

关于应用填充剂和脂肪注射导致失明和发生脑血管意外的报道常令人感到震惊和困惑，特别是在由颈内动脉供血的眶周区域以外进行注射发生意外时更是如此，尽管颈外动脉与颈内动脉的交通和吻合在教科书中已经有较多描述 [28]。图 1.10 显示了两个动脉系统间的吻合情况 [32]。颈内动脉分支以黑色标记，颈外动脉分支以白色标记。

眼动脉来自颈内动脉，其皮肤分支穿过骨孔或眶周，穿出后一部分在皮下组织层走行，供养面部软组织和皮肤。填充剂和脂肪注射通常在皮下层进行，而且血管的粗细、走行和分布区域变异很大。特别是鼻背动脉，其管径大小、走行方向和位置存在的变异最大 [33]。这些都是导致异常栓塞的原因。

唐赛特（Tansatit）等通过 50 具尸体标本解剖研究发现，在 34%的标本中鼻背动脉为“典型”的走行方式（图 1.11），在 14%的标本中只发现了一条鼻背动脉，在 38%的标本中鼻背动脉细小或阙如。

在格瑞（Gray）、格兰特（Grant）[34]、克莱蒙特（Clement）[35]、麦克米恩（McMinn）[36] 等的经典解剖学文献中，并未记录实用的解剖学规律来指导整形外科医生。维萨里（Vesalius）[27] 在 1534 年出版的《人体结构》一书中对颈阔肌 –SMAS– 颞浅筋膜复合体进行了描述，并

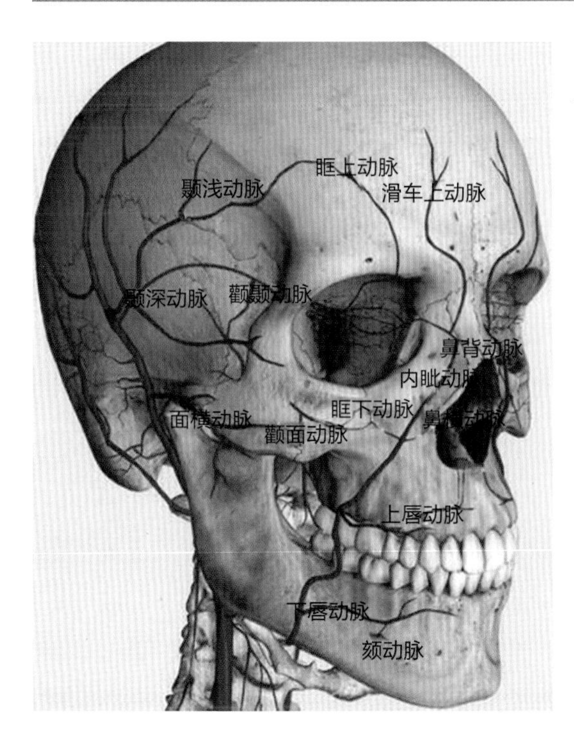

图 1.10　供养面部皮肤和软组织的颈外动脉和颈内动脉及动脉吻合区。黑色标记为颈内动脉分支，白色标记为颈外动脉分支

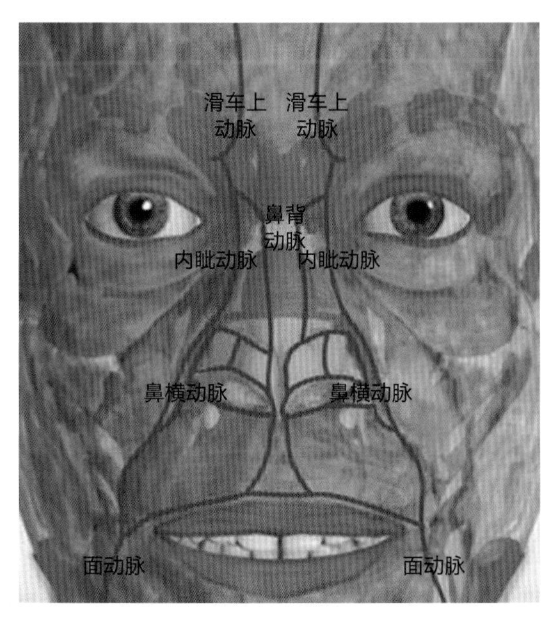

图 1.11　典型的鼻背动脉和鼻外侧动脉的走行方式。黑色标记为颈内动脉分支，白色标记为颈外动脉分支

通过木刻以图解的方式很好地描述了这一复合体结构的范围和肌纤维走行方向。罗伯特·阿克兰（Robert Acland）的《人体解剖图谱》中[37]，对新鲜的未经防腐处理的尸体标本进行三维解剖拍摄，并未显示 SMAS 层。普兰特盖斯特（Prendergast）[38] 撰写的《面颈部解剖学》为整形美容外科医生提供了一个很好的参考。

参考文献

[1]Lexer E (1931) Die gesamte Wiederherstellungschirurgie (Leipzig, Barth), Zugleich 2, Auflageder Wiederherstellungschirurgie, Mit 1910 Abbidungen im Text. Band 11.

[2] Joseph J (1921) Plastic operation on protruding cheek. Dtsch Med Wochenschr 47:287.

[3] Joseph J (1931) Nasenplastik und sonstige gesichs- plastik nebst einem anhang ueber mammarplastik.Curt Kabitzsch, Press, Leipzig.

[4] Joseph J (1987) Rhinoplasty and facial plastic surgery with a supplement on mammoplasty andother operations in the field of plastic surgery of the body. An atlas and textbook. Translationof 1931 (English translation by Stanley Milstein 1987). Columella Press, Phoenix, AR.

[5] Passot R (1919) La correction chirurgicale des rides du visage. Bull Acad Méd Paris 82:112.

[6] Noël S (1926) La chirurgic esthetique et son role social. Masson, Paris.

[7] Noël S (1928) La chirurgie esthetique. Thiron et Cie, Clermont Oise.

[8] Virenque M (1927) Traitment chirugicale des rides de la face et du cou. In: La pratique chirugicaleillustree, vol 7. Doin, Paris.

[9] Burian F (1936) Zu Technik der Gesichthautspannung Med Welt 10:930.

[10] Miller CC (1907) Cosmetic surgery: the correction of featural imperfections. Oak Printing,Chicago, IL.

[11] Miller CC (1907) Subcutaneous section of the facial muscles to eradicate expression lines. AmJ Surg 21:235.

[12] Miller CC (1925) Facial bands as supports to relaxed facial tissue. Ann Surg 82:603 - 608.

[13] Skoog, T; Principella sypunkter pa tekniken vid face lifting. Fifth Meeting of the Swedish Association for Plastic Surgery, Stockholm, 1972.

[14] Skoog T (1974) Plastic surgery. New methods and refinements. Almqvist & Wiksel Intern, Stockholm.

[15] Mitz V, Peyronie M (1976) The superficial musculo-aponeurotic system (SMAS) in the parotid and cheek area. Plast Reconstr Surg 58(1):80 - 88.

[16] Sterzi G (1910) Il tessuto sottocutaneo (tela sottocuta- nea). Luigi Niccolai, Firenze .

[17] Rees T, La Trenta G (1994) Aesthetic plastic surgery. List of Modifications & not new techniques between. Saunders, Philadelphia, pp 1900 - 1954.

[18] Hamra ST (1992) Composite rhytidectomy. Plast Reconstr Surg 90:1.

[19] Mendelson BC (1997) SMAS fixation to the to the facial skeleton: rationale and results. Plast Reconstr Surg 100:1834 - 1842.

[20] Tessier P (1979) Facelifting and frontal rhytidectomy. In: Ely JF (ed) Transactions of 7th international conference on Plastic and Reconstructive Surgery, vol 393.

[21] Isse NG (1994) Endoscopic facial rejuvenation: endoforehead the functional lift. Case reports. Plast Reconstr Surg 18:21 - 29.

[22] Ramirez OM, Maillard GF, Mysolas A (1991) The extended subperiosteal facelift: a definitive soft-tissue remodelling for facial rejuvenation. Plast Reconstr Surg 88(2):227 - 238.

[23] Saylan Z (1999) The S-lift. Less is more. Aesth Surg Journ 19(5):406 - 409.

[24] Saylan Z (2002) Purse-string-formed plication of SMAS with zygomatic bone fixation. Plast Reconstr Surg 110(2):667 - 671.

[25] Tonnard PL, Verpaele A, Monstrey S, Van Landuyt K, Blondeel P, Hamdi M, Matton G (2002) Minimal access cranial suspension lift: a modified S lift. Plast Reconstr Surg 109(6):2074 - 2086.

[26] Tonnard PL, Verpaele A, Gaia S (2005) Optimising results from minimal access cranial suspension lifting (MACS-lift). Aesthetic Plast Surg 29(4):213 - 220.

[27] Vesalius A (2009) On the fabric of the human body, Book 11, Chapter XIII (translated by Richardson, W. F; Carman, J. B). Norman Publishing, Novato, CA, pp 167 - 169.

[28] Davies DV, Coupland RE (eds) (1967) Gray's anatomy: descriptive and applied. Longmans, London, pp 800 - 804.

[29] Ho LCY (2000) Rejuvenative facial lipomorphoplasty. Aesthetic Plast Surg 24(1):22 - 27.

[30] Ho LCY (2002) Refinements in rejuvenative facial lipomorphoplasty. Aesthetic Plast Surg 26(5):329 - 334.

[31] Ho LCY (2011) Facial optimisation. Chin J Aesthetic Plast Surg 22(11):70 - 75.

[32] Tansatit T, Apinuntrum P, Phetudom T (2017) Periorbital and intraorbital studies of the terminal branches of the ophthalmic artery for periorbital and glabellar filler placements. Aesthetic Plast Surg 41(3):678 - 688.

[33] Tansatit T, Apinuntrum P, Phetudom T (2017) Facing the worst risk: confronting the dorsal nasal artery. Implication for non–surgical procedures of nasal augmentation. Aesthetic Plast Surg 41(1):191 - 198.
[34] Grant JCB (1972) Grant's atlas of anatomy, 6th edn. The Williams and Wilkins Co., Baltimore, MD.
[35] Clement CD (1975) Anatomy: a regional atlas of the human body. Urban and Schwarzenberg, Berlin.
[36] McMinn RMH, Hutchings RT, Logan BM (1981) Color atlas of head and neck anatomy. Wolfe Medical Publications Ltd., London.
[37] Acland RD (2004) Human anatomy atlas 4 & 5. Lippincott Williams and Wilkins, Philadelphia.
[38] Prendergast PM (2012) Anatomy of the face and neck. In: Shiffman MA, Di Giuseppe A (eds) Cosmetic surgery: art and techniques. Springer, New York, pp 29 - 45.

第 2 章

临床三维解剖

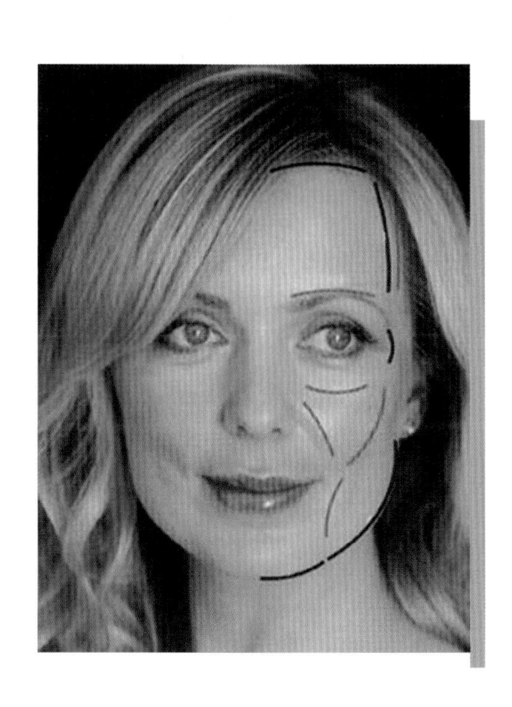

1. 概述

头面部是一个长的六面体三维结构。前面观有 5 个平面（图 2.1），包括 2 个横向平面、2 个侧面和 1 个正面[1-3]。较为复杂的正面以眼眶为界分为上、下两部分；由中线区的鼻唇复合体将正面分割为左、右两个部分。与传统的立方体不同，面部正面与侧面所构成的角度为 80° ~ 85°。两个平面之间的交界线不是直线，也不是完全垂直的，而是一条斜向的弧线。它起自前额鬓角，经颧部，至下颌体部与升支的交界区，最后以一个较小的正面与侧面夹角止于下颌骨下缘（图 2.1）。

80° ~ 85° 的正面与侧面夹角使部分侧面结构在正面观察时得以显露。从上向下，可见正面与侧面夹角逐渐增大，侧面显露的面积增加，也同时导致下方交界线的倾斜角度增加（图 2.1b 和图 2.2）。其结果是“正面”平面实际上是“延伸或扩大的正面”。这个延伸的正面在其边缘区或边缘区附近形成高光区，或称柱状移行区（图 2.2），这些区域体现了结构过渡关系。这些边缘区域是正面真正的边界，显示了其“外形特征”。

延伸的正面在面颊部为楔形，在其下方及侧面为菱形。由于正面与侧面夹角不是

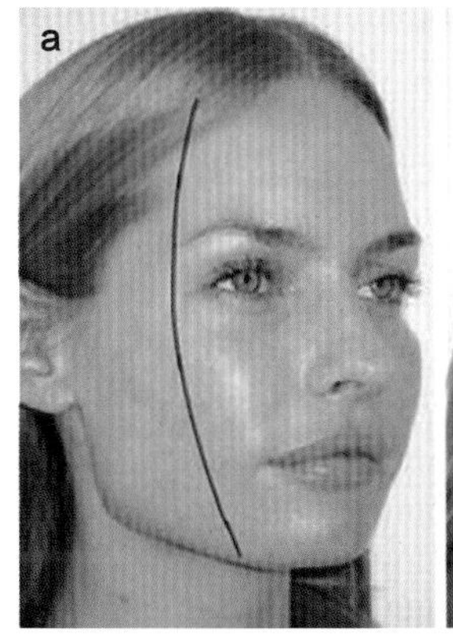

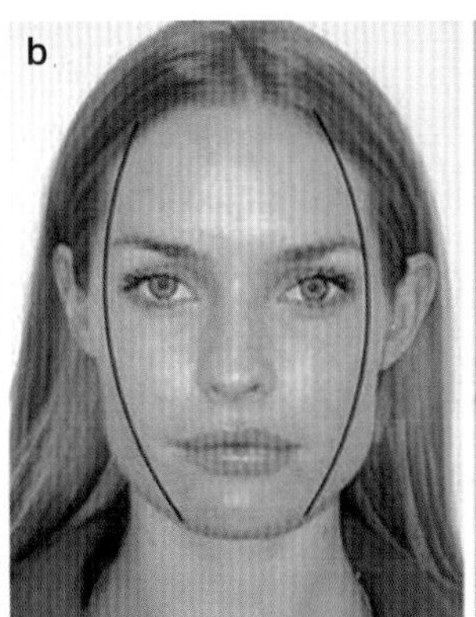

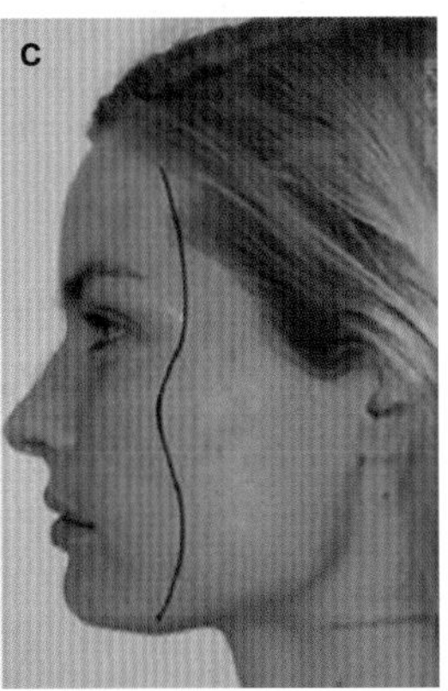

图 2.1 （a~c）主要面部平面及正面与侧面的交界线

本章电子版的在线版本（doi：10.1007 / 978-3-319-69090-2_2）包含补充材料，授权用户可以使用。

L.C.Y. Ho et al., The Congruent Facelift,
https://doi.org/10.1007/978-3-319-69090-2_2

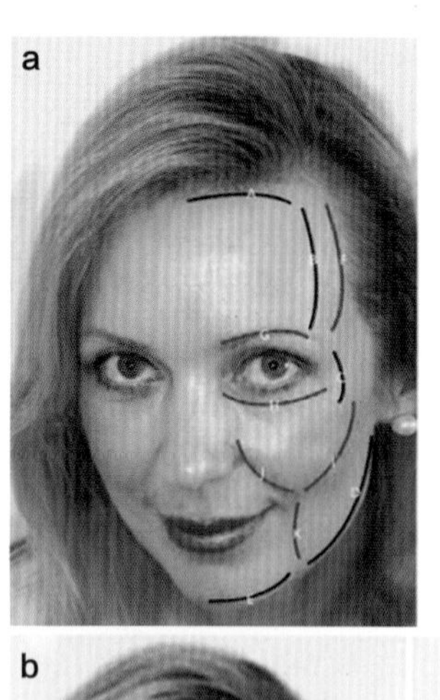

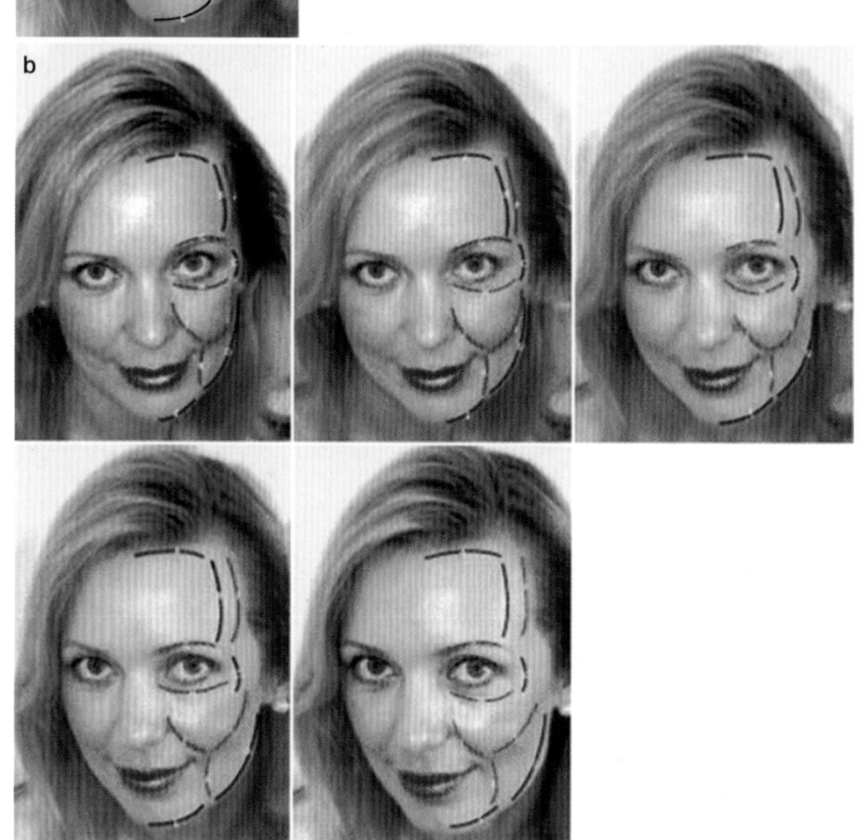

图 2.2 (a) 面部柱状移行区（视频 2.1）。(b) 面部旋转后观察到的柱状移行区

90°，因此虽然后者实际上位于侧面，但在正面的延伸部分也可以见到。下面部和颊部侧面典型的菱形特征使得面部具有一定的深度。张力使这个柱状移行区的轮廓有变平的感觉，使面部变宽。这一特点在面部的年轻化手术设计和实施以及其他面部美容手术中均需要了解和掌握。

头面部向下延续进入圆柱形的颈部，其内部结构被疏松的皮肤软组织管状结构所包绕，包括表皮、真皮、脂肪和颈阔肌。头面部的前半部分突出于颈部圆柱体上段（图 2.3）。面 – 颈交界区为背侧略张开的扁平的半漏斗形。在前面有一个楔形的颏下区，在两侧有两个倾斜的等腰三角形，在舌骨水平处与圆柱形的颈部相延续。

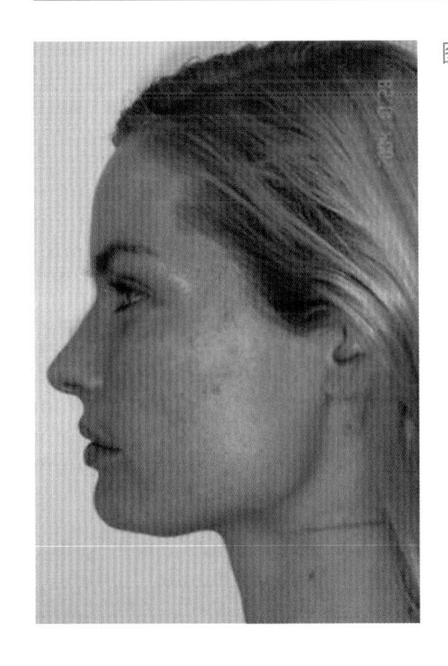

图 2.3　面部与颈部的交界区

2. 面部支持系统

面部以骨骼为基础，具有特殊的表浅肌肉腱膜系统，称为 SMAS，两者之间是腺体、肌肉和其他软组织构成的三明治样结构。中面部和下面部具有双层黏膜组织衬里（图 2.4）。上 1/3 面部及周边的软组织位于坚硬的骨骼结构上，而下面部缺乏坚强的骨性支撑（图 2.5）。

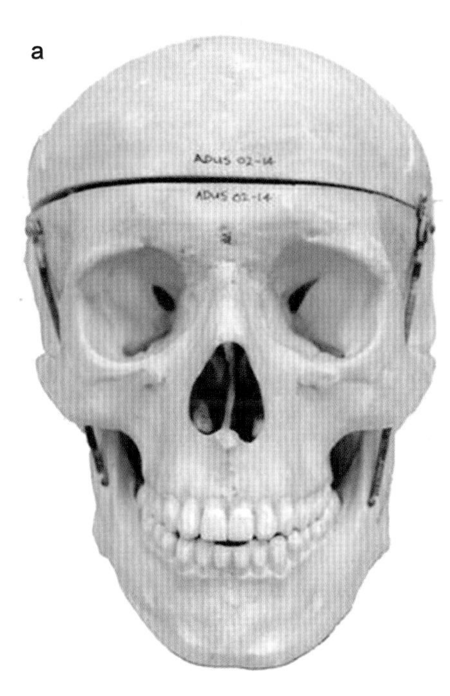

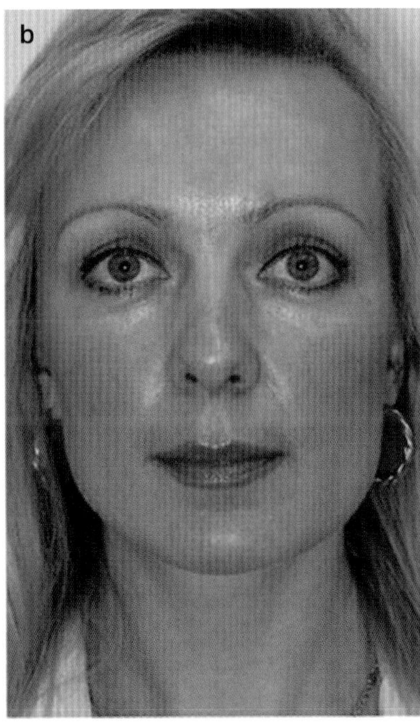

图 2.4（a）全面部的解剖学位置。(b）中面部和下面部有双层黏膜组织衬里

支配面部肌肉的运动神经（个别神经除外）通常位于深层。供应动脉和回流静脉成对分布，并与神经伴行形成神经血管束。面部的感觉支配来自三叉神经的 3 个分支，面部与颈部移行部由上段颈椎发出的神经支配。咀嚼肌由三叉神经支配，表情肌由面神经分支支配。

以上较厚的功能性组织在左、右两侧各由一个双平面的三角形支持系统所支撑，形状类似于“悬挂用窗帘杆”样结构（图 2.6），其中包括位于正面的颊上颌纤维隔、位于侧面的颧弓纤维隔和位于正面与侧面交界区的颧韧带。这些纤维隔和韧带起自骨膜或深筋膜，穿过位于中间的软组织和 SMAS 层，止于真皮深层。正面与侧面交界区的柱状移行区由咬肌韧带和起源于咬肌筋膜的纤维隔所固定（图 2.6）。

在面部侧面下端是下颌韧带、下颌纤维隔和颈阔肌耳韧带，形成类似于“窗帘稳定用铅块”样的水平向支撑结构系统。这些结构也为向下延续的颈阔肌形成“悬挂用窗帘杆”样结构（图 2.6）。

上述具有 80° ~ 85° 的支撑系统高效地分布于面部的正面和侧面，后者为菱形（图 2.7）。由于是 80° ~ 85° 而不是 90° 转角，这种菱形结构可以在延伸的面部正面上显示出来。

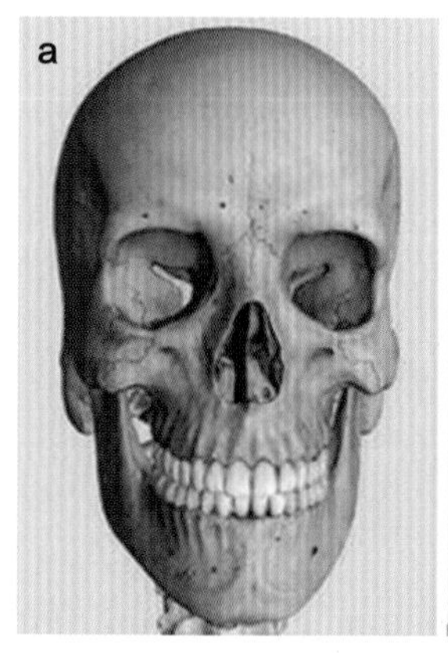

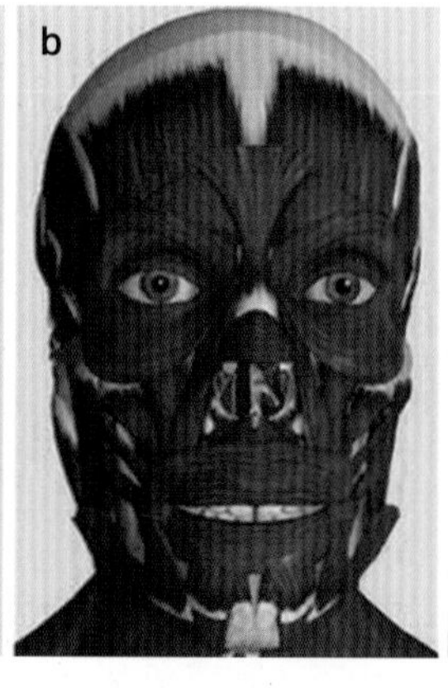

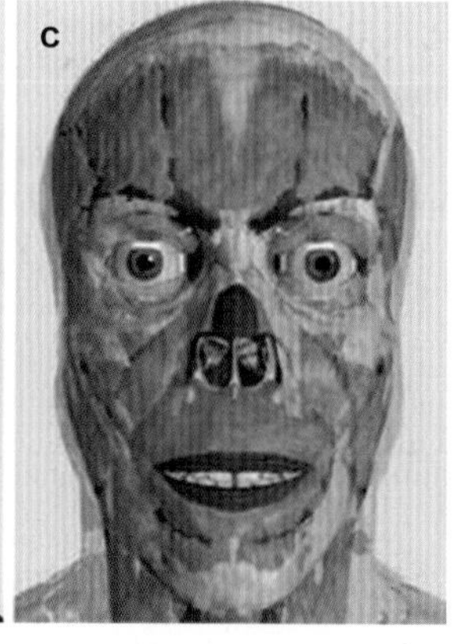

图 2.5 （a~c）面部的解剖层次，下面部软组织深面缺乏骨组织支撑

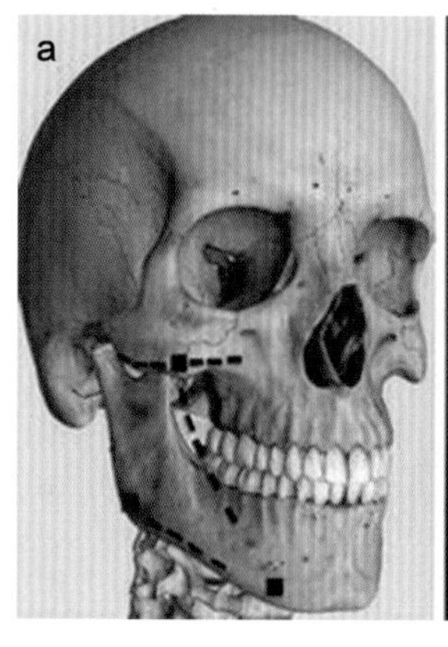

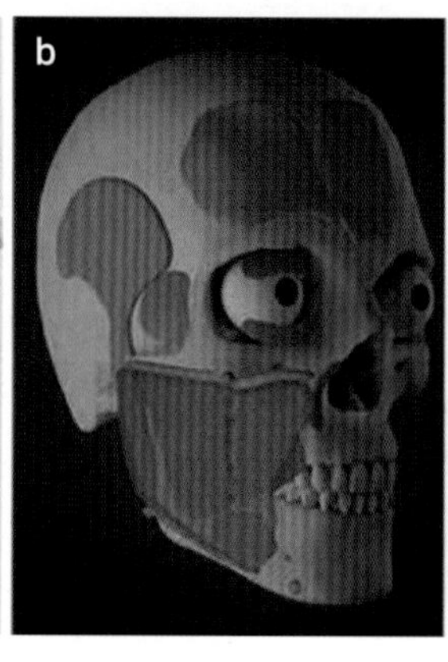

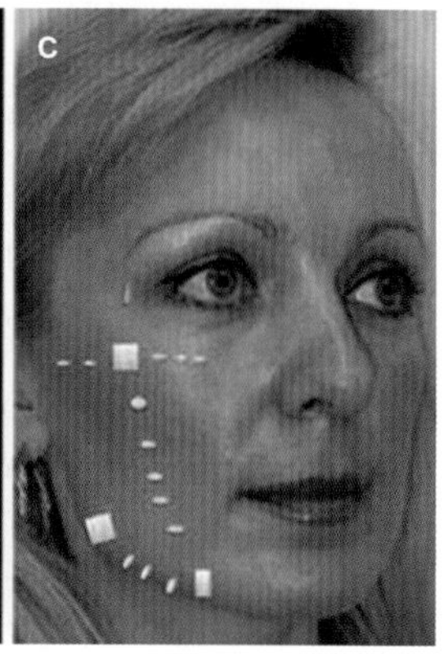

图 2.6 （a~c）面部的“悬挂用窗帘杆”样结构。上方水平向内侧半位于面部正面，外侧半位于面部侧面，斜向走行结构位于正面与侧面的交界区，主要为颧韧带。下方为类似“窗帘稳定用铅块”样结构，位于面部侧面

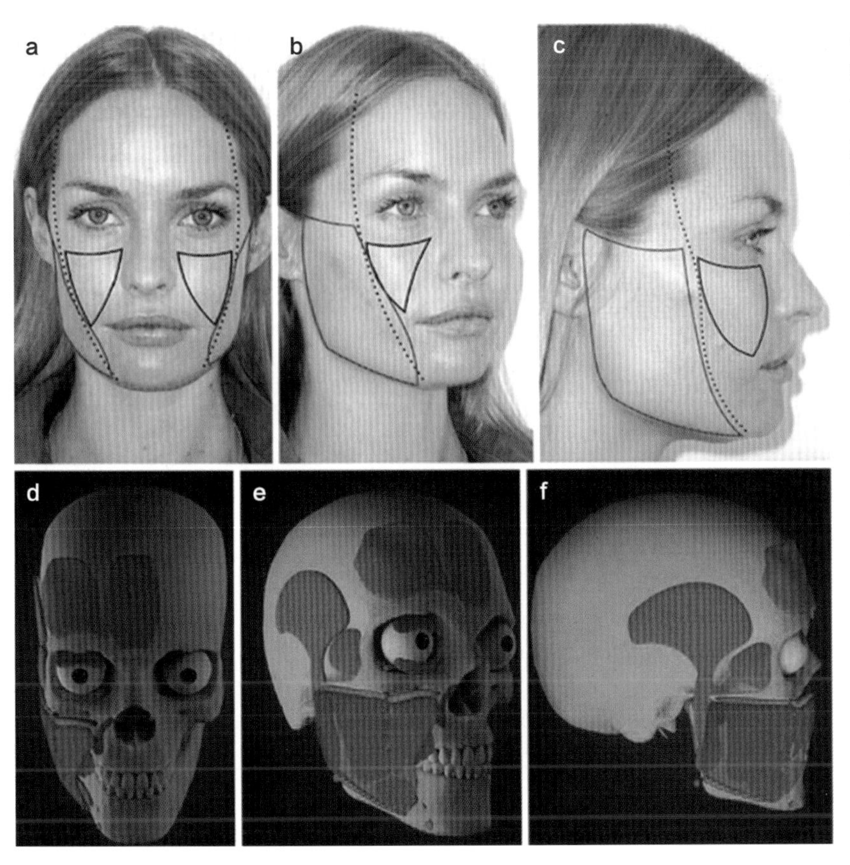

图 2.7 (a~c) 面部旋转后，面部各平面的形状发生变化。(d~f) 面部旋转后，面部各平面的形状发生变化。红色，SMAS 层；黄色，脂肪室；绿色，韧带 / 纤维隔系统

这种矢量转换关系有可能被忽视，进而错误地认为这种菱形结构均位于颊部的同一平面上，结果常常导致不满意的手术效果。当两者在面部提升术中采用相同的向上外侧方向提拉时，张力使柱状移行区变平，结果是下面部呈现宽大平坦的外观。

3. 面部平面和柱状移行区

面部的正面图像为“延伸或扩大”的正面（图 2.8）。在这个“延伸”的正面上观察时，可以见到两个相邻的次级平面（或称二级平面），分别是呈楔形的颊部和呈菱形的下面部和侧面，而后者实际是在侧面平面上 [2, 3]。

对于这些平面的处理，在临床上常常存在不恰当之处。一级平面（主要平面）和二级平面（次级平面）的转换区域在皮肤表面上表现为高光的线条，称为“柱状移行区” [1, 2]。一级平面之间的移行区为一级柱状移行区，次级平面之间的移行区为次级柱状移行区，例如眉弓区。

一级柱状移行区以黑色显示，次级柱状移行区以红色显示。图 2.8 中显示的移行区分别为：额部 (A)，额颞部 (B)，眶 – 颞 – 颧部 (C)，下颌升支部 (D)，颏部 (E)，颞顶部

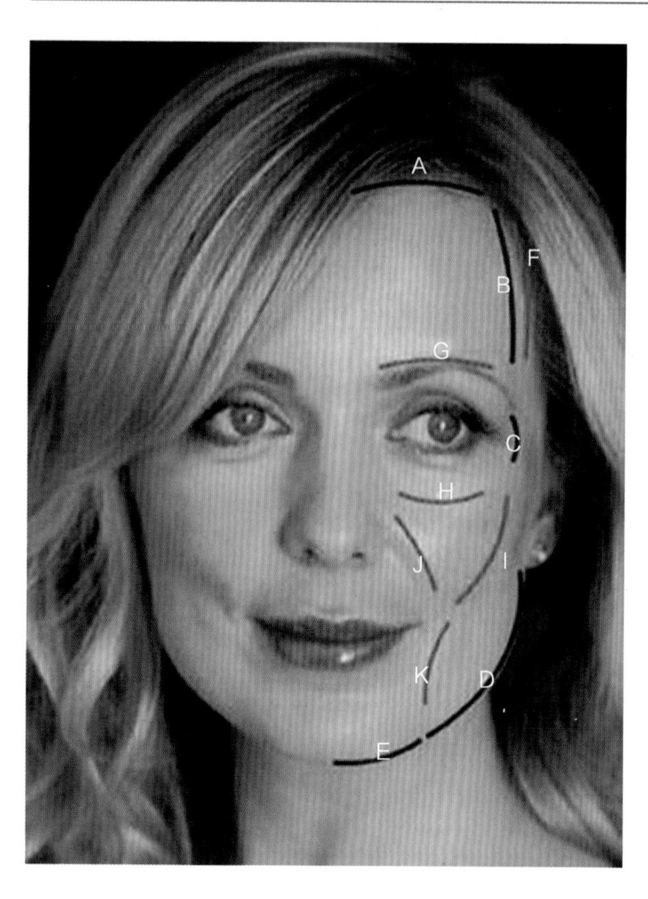

图 2.8 一级柱状移行区和次级柱状移行区

(F)，眉部 (G)，上颊部 (H)，外侧颊部 (I)，内侧颊部 (J)，以及口周咬肌部 (K)。这些柱状移行区位于各部位脂肪室结构的交界处，表现为皮肤表面的高光区，是由韧带和纤维隔组成的悬吊支持系统所“围成”的。

次级柱状移行区的大小、位置、角度和方向随着生长和老化而改变。这些柱状移行区的变化，引起面部各平面的大小、形状、结构和相对位置的改变，进而导致面部外观发生显著变化[1, 2]。一级柱状移行区随着年龄的增长而向中间移动，而次级柱状移植区则发生明显的移动和方向的改变，这些变化与面部容量的渐进性减少以及韧带和纤维隔松弛和延长同时发生。

4. 下面部软组织结构

4.1 皮肤和脂肪室

面部软组织由数层组织构成，包括：表皮、真皮、皮下脂肪（脂肪层）和表浅肌肉腱膜系统（SMAS）。下面部在 SMAS 和骨膜或深筋膜之间是一层厚厚的功能性组织，在间隙内含有大量的脂肪组织。

这些密集的软组织被致密的韧带和纤维隔“包裹”成为具有一定体积的多室样结构，在年轻时室内含有大量的脂肪组织。与老年人相比，青年人在头面部具有强有力的锚着力量，以保持软组织和覆盖皮肤的坚韧、光滑（图 2.9）。

4.2　韧带、纤维隔和脂肪室

随着年龄的增长，韧带和纤维隔出现衰老、延长和松弛，导致其在皮肤附着水平低于深部组织（图 2.10b）。上部的“悬挂用窗帘杆”样结构和咬肌韧带 / 纤维隔结构下降，导致脂肪室沿着原有的韧带和纤维隔方向随着重力作用而向下方迁移（图 2.10）。

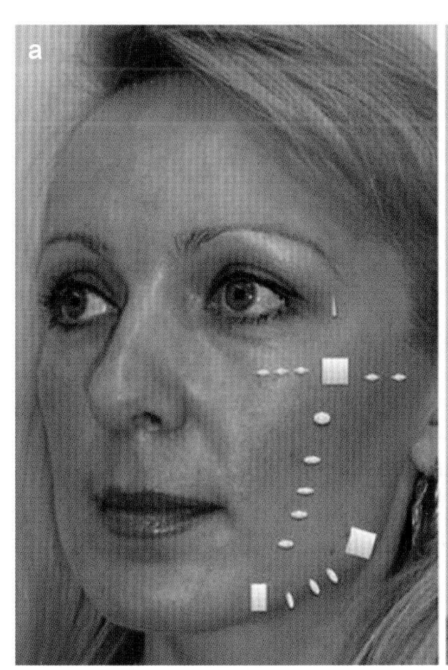

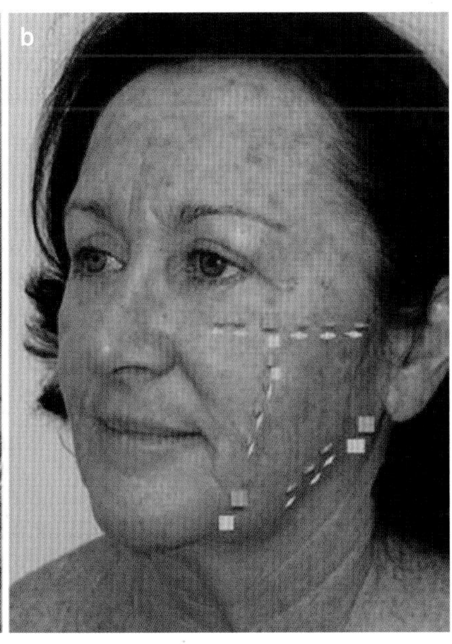

图 2.9　青年人和老年人韧带 / 纤维隔结构起点与真皮插入点之间的关系。(a) 青年人韧带 / 纤维隔结构起点与真皮插入点在同一水平线上。(b) 老年人韧带 / 纤维隔结构起点与真皮插入点不一致。绿色是起点，灰色是真皮插入点

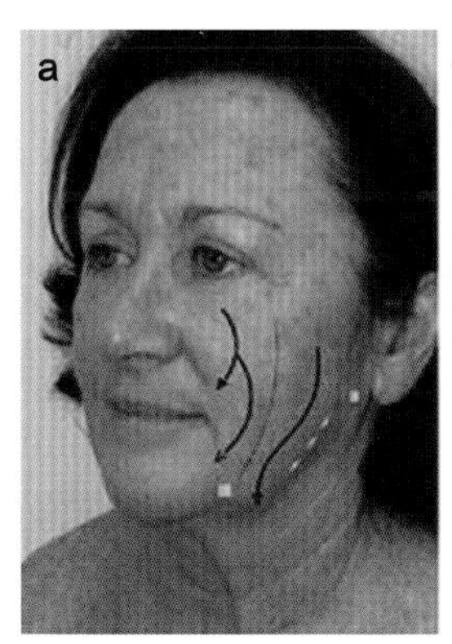

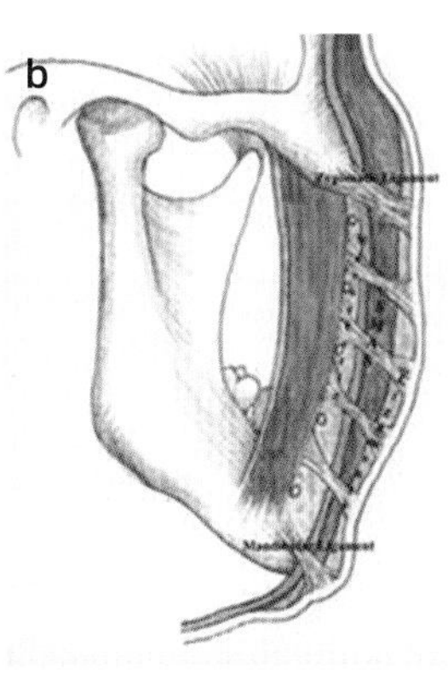

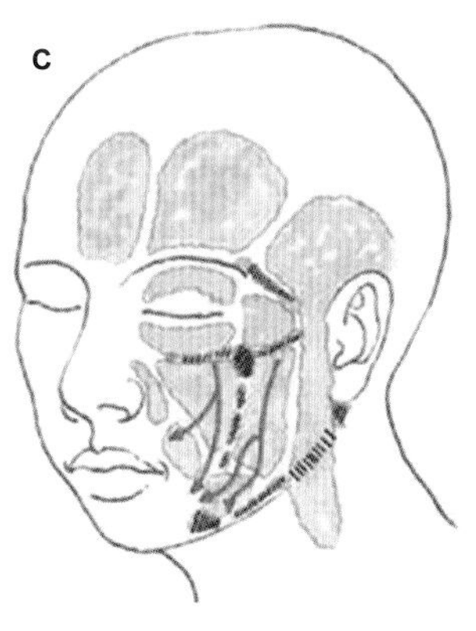

图 2.10　(a~c) 老化的“悬挂用窗帘杆”样结构下降，使脂肪和皮肤随重力向下方迁移

脂肪室及覆盖于其表面的软组织在重力作用下发生下垂移位，形成面部主要平面和次级平面在大小、形状、倾斜度和柔韧性等方面的同步变化，继而产生面部的外观变化。随年龄的增长发生的支持系统退化，也导致附着点周围结构变化，引起面部老化表现。例如，在下颌前部脂肪向下方疝出，形成木偶样畸形。但是，由于下颌纤维隔和颈阔肌耳韧带通常能够保持一定的强度，足以承受向下方突出的张力，因此常可以保持下颌后外 2/3 的平坦和完整。

近几十年来，许多外科医生对面部韧带和纤维隔结构进行了描述，许多旧的观点被不断更新[4-6]。埃霍尔（Alghoul）等[7]回顾了相关文献，并对脂肪室进行了描述和命名（图 2.11a），同时提供了详尽的参考文献。这些韧带和纤维隔附着于真皮的状况决定了所有面部一级柱状移行区和次级柱状移行区的大小、位置和倾斜度，同样影响着面部主要平面和次级平面的大小、形状和位置。布兰德（Brand）等[8]报道了主要支持韧带的强度和生物学特性。

在治疗面部老化的临床实践中，经常会在下颌侧面观察到一个斜向走行的、坚韧的纤维隔样结构，与下颌角区紧密相连（图 2.12b），保证颞侧脂肪室不会延伸至下颌缘下方。中面部和下面部具有复杂的韧带和纤维隔结构，通过各种分隔和联结使软组织在缺乏骨性基底的情况下仍然实现可靠的支撑。在颞部和腮腺区结缔组织增厚，形成类似于“粘连”样的组织结构。

随着年龄的增长，韧带和纤维隔强度减弱，长度延长，双侧“悬挂用窗帘杆”样结构在重力作用下发生下移，并且沿着原韧带和纤维隔系统形成的通道而移动，类似“窗帘稳定用

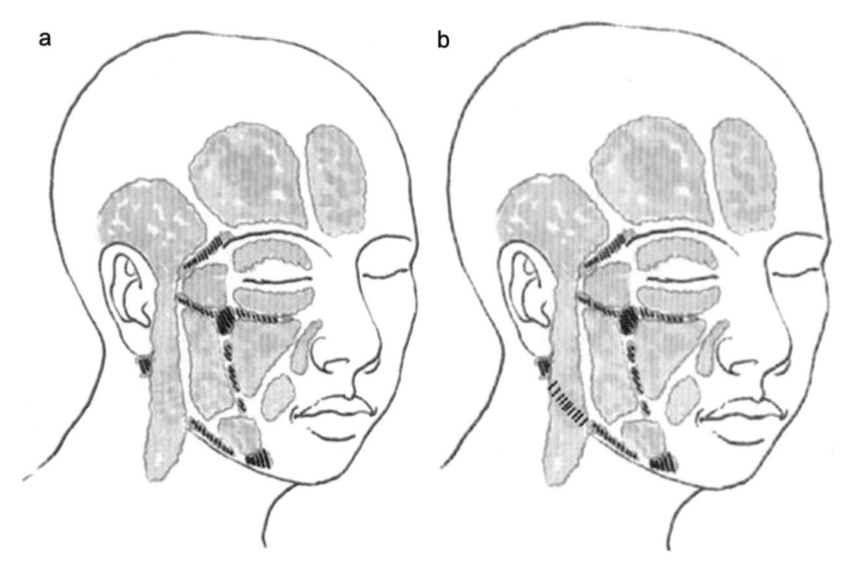

图 2.11 （a）面部脂肪室（埃霍尔等的报道）。（b）修正后的面部脂肪室（霍等的报道）

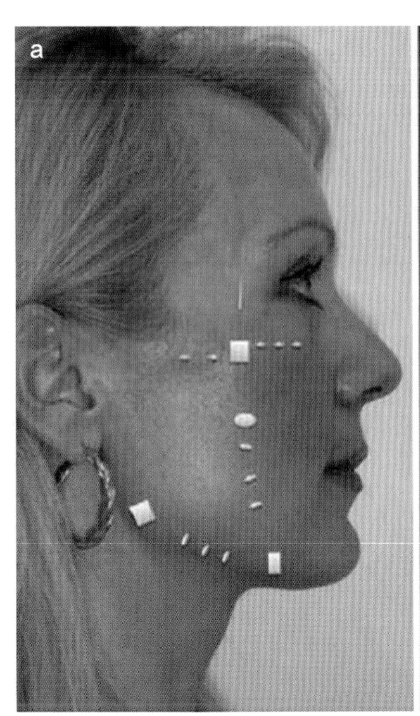

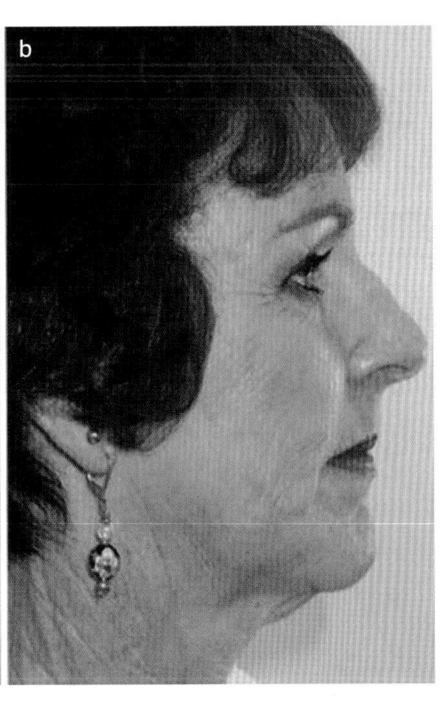

图 2.12 (a、b) 面部老化的表现

铅块”样结构也发生了下移，颈阔肌缩短。由于颈阔肌体积不变，因此整体变宽，进而在颈部形成颈阔肌条索，这种形态与鱼尾纹和皱眉纹一样，均为面颈部老化的常见表现。

图 2.12a 显示了面部韧带和纤维隔系统的结构和支撑点，各支撑点的薄弱产生的老化的形态。例如，下眼睑出现泪沟、颊部平坦下垂、鼻唇沟加深、下颌部出现木偶样形态、颏下软组织疝出（图 2.12b)。

由于下颌纤维隔有一定强度，粘连固定紧密，加之与颈阔肌耳韧带共同作用，产生较强的抵抗力，以保证下颌缘上方受重力作用而发生迁移的软组织下垂或疝出范围不会越过下颌缘（图 2.11b)。这些结构特点也使通过 SMAS 下间隙分离进入颈部颈阔肌下间隙有较大的困难。

每个脂肪室都是一个三维结构（图 2.13)，底是深筋膜或骨膜，顶是 SMAS 和真皮，侧壁是从底到顶走行的韧带和纤维隔结构，并与腮腺和其他部位的骨结构相连。

下颌边缘与颈部过渡区在年轻时呈现精致的轮廓，下颌角具有清晰的棱角（图 2.14)。这些特点应该在除皱术中得到保护和加强，而这些问题在临床实际中往往被忽视。

4.3　SMAS/ 颈阔肌

表浅肌肉腱膜系统（SMAS）以前称为面部浅筋膜，是狭长的含有肌肉和腱膜的软组

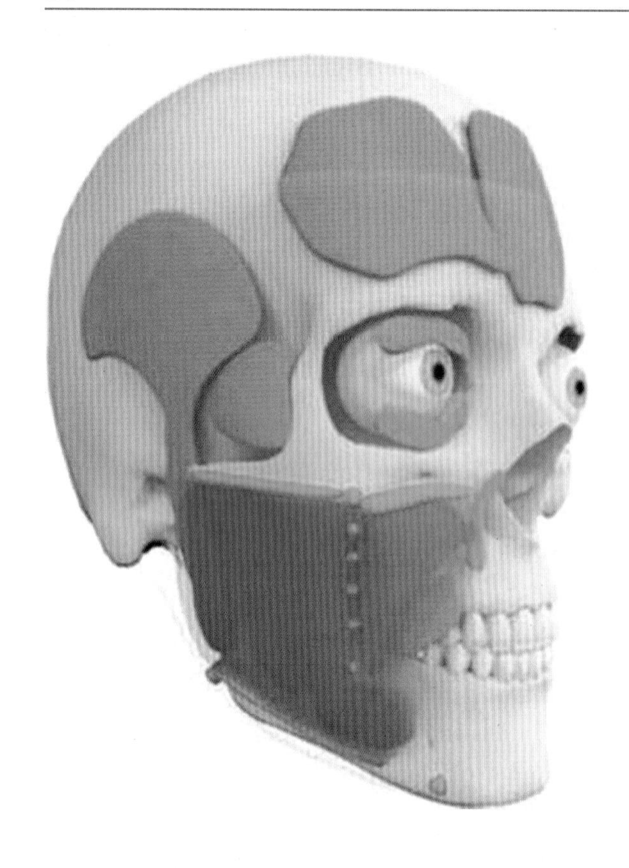

图 2.13 “悬挂用窗帘杆”样结构系统和脂肪室（视频 2.2）

织层。1976 年，由米兹（Mitz）和佩诺尼（Peyronie）[9] 首次提出，并引起整形外科医生的注意。自从被命名为 SMAS 以来，许多学者对于这一结构进行了深入研究。大量研究发现，该结构中包含限制性韧带、纤维隔以及黏附结构，将其表面的真皮结构与深面的深筋膜和骨膜结构连接在一起。朱塞佩·斯特兹（Guiseppe Sterzi）[10] 在其关于全身浅筋膜的研究中报道了这种特殊的浅筋膜和颈阔肌结构，同时观察了其他部位含肌肉成分的浅筋膜结构，包括手掌、阴囊、外阴和肛门部位，重点探讨了其与皮肤的附着关系。

第一位对 SMAS/ 颈阔肌复合体的解剖和功能进行全面描述的学者是意大利帕多瓦大学的安德烈·维萨里（Andreas Vesalius）[11]。该学者出生于比利时布鲁塞尔（图 2.15，引自：Novato，CA，Norman Publishing 2009 ISBN 13：978-0-9304-0575-7）。

维萨里的描述和绘画展现了其非凡的观察、分析、归纳和解剖能力。他于 1534 年编写了 *De humani corporis fabrica libri septem* 一书，并将其献给了查理五世 [11]。图 2.15 显示，两块肌肉运动引起颊部和嘴唇活动。

维萨里认识到，SMAS/ 颈阔肌是一个连续性结构，它是一种富含纤维组织的腱膜性结构。在上方与额部和颞部肌肉相延续，在下方与颈椎、肩胛骨、肩峰、锁骨和胸骨表面的肌肉纤维膜相延续。来自胸骨和锁骨内侧部分的纤维向上延伸汇合，并与口角和唇部相连。来自锁骨外侧、肩峰、肩胛骨和下颈椎的纤维向斜上方走行，与下面部、口唇和鼻翼

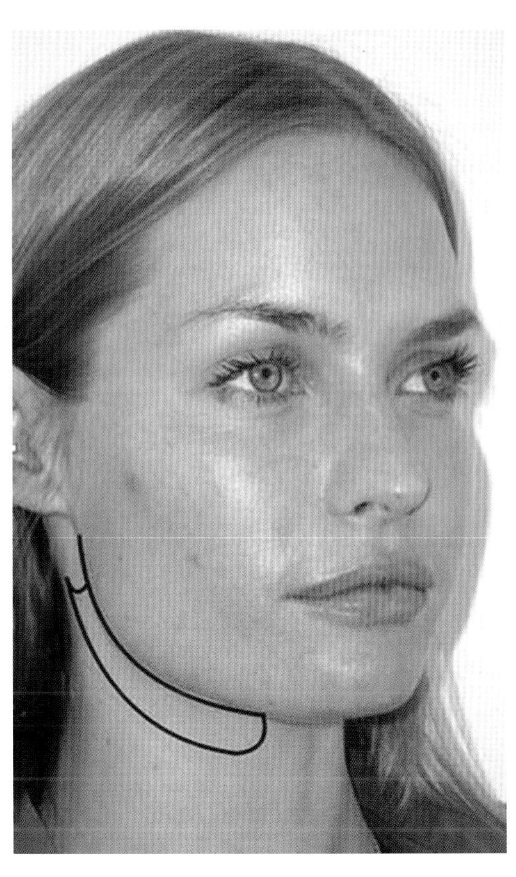

图 2.14　下颌骨边缘与颈部过渡区域

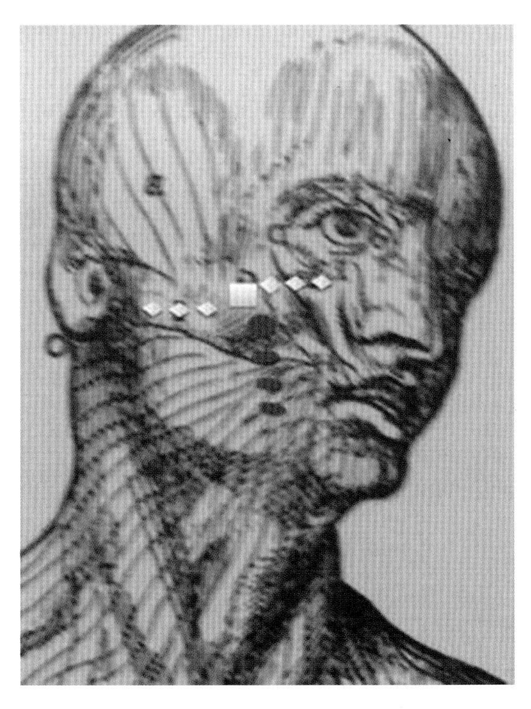

图 2.15　维萨里（Vesalius ）绘制的 SMAS/ 颈阔肌复合体（由 Jeremy Norman & Co. 公司提供）

部相连。其中部分纤维延伸至耳部，可以引起耳郭运动。这一结构的上部和后部边界清晰，容易分离；下部边界呈波浪形，不规则，其中一部分位于锁骨上方、锁骨表面或锁骨下方，以及肩胛骨的肩峰与肩胛冈。位于下部的结构肌肉成分较多，常结合在一起像一个整体，因此很难区分。

SMAS 膜状结构由颊部和下唇向下走行，可以将面颊部、下唇部连同上唇部一起拉向两侧。其主要作用是通过拉伸作用运动面部各个部位。其运动过程中同时有提肌、颊肌、唇部肌肉和鼻翼肌肉的辅助作用。这一膜状结构还与咬肌相接触，位于其表面，并延伸至鼻根部，在颧颊部骨骼表面附着最为紧密[1]。虽然维萨里没有记录其他的附着情况，但是他对神经走行规律进行了全面的描述。其描述的内容如下：

“实际上它由位于各种软组织膜表面的纤维组织构成，并伴有许多神经分支从膜下面的组织进入其中。因此，这些纤维组织将软组织膜牢固地连接至其下面的结构，而不仅仅是连接到这个区域的肌肉上。这些神经的分支沿着整个颈部进入纤维膜，或者由颈椎神经根发出，在胸背部走行至枕部。此外，细小的神经纤维沿着肩胛冈、肩峰、锁骨、胸骨顶部，从肌肉深面延伸至这一纤维膜状结构上。所有神经分支沿着神经纤维的方向穿出，广泛分布，变异较多。”

显而易见的是，SMAS / 颈阔肌下剥离会使肌肉复合体的支配神经受到损伤，进而影响面部表情肌的功能。这样做就好像是将“有活性的纤维组织膜”替换为毫无活性的纤维补片，影响了面部的正常活动。维萨里将这一纤维膜的功能总结为使面部完成各种“扭曲”样运动，而且不受额部、鼻部及眉部肌肉运动的影响[11]。这些结构特点也可以用来作为目前在流行杂志上经常可以见到的除皱术后导致“木乃伊面孔”的原因。

最近有关 SMAS 和颈阔肌的文章均没有提及其神经支配。作者对当地医学院的解剖标本进行了研究，在这些解剖标本中未发现支配神经、韧带和纤维隔（图 2.16)。

4.4 面部表情肌三维解剖

所有表情肌肉（图 2.17）均止于皮肤，并被浅筋膜包裹，浅筋膜与皮肤连接紧密。颊肌是唯一的双功能肌（做表情和咀嚼)。SMAS/ 颈阔肌复合体起源于骨组织附近的结缔组织，跨越 3 个平面：后面、侧面和正面。表情肌（除了笑肌）均起于颅骨，止于面部皮肤。其肌肉收缩导致皮肤表面变形，形成不同的面部形态及表情。面部皮肤的形态改变取决于所对应表情肌的肌纤维排列方向。因此，任何操作都不应损伤肌纤维走行。所有表情肌均止于正面与侧面交界区或其附近，因此在面部提升和其他面颈部美容手术的设计和操作中容易因拉力过度而变形。

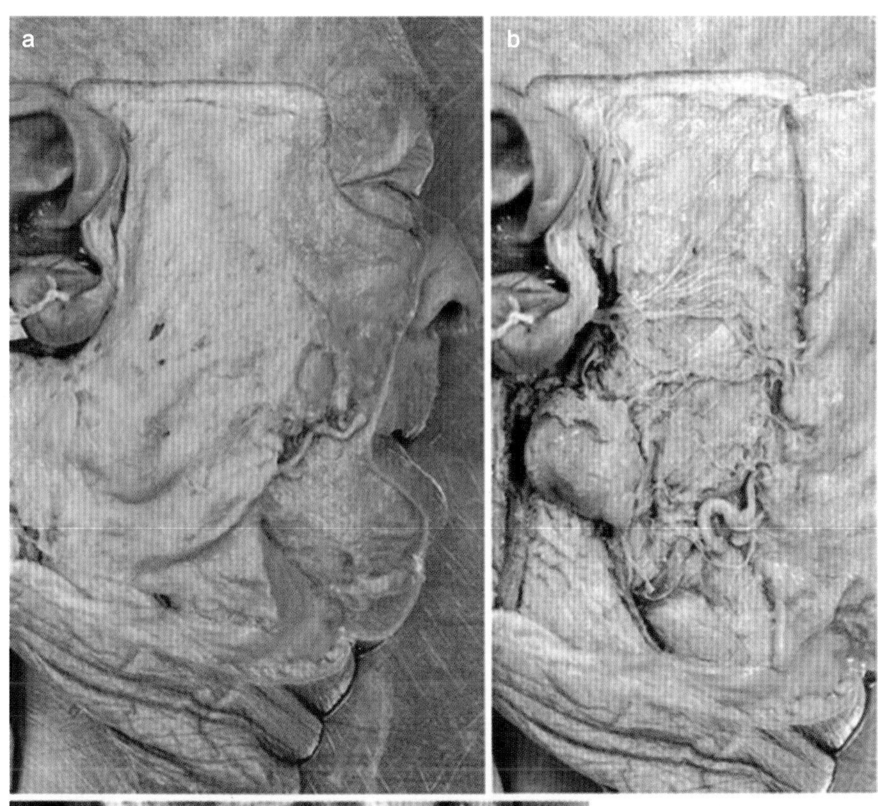
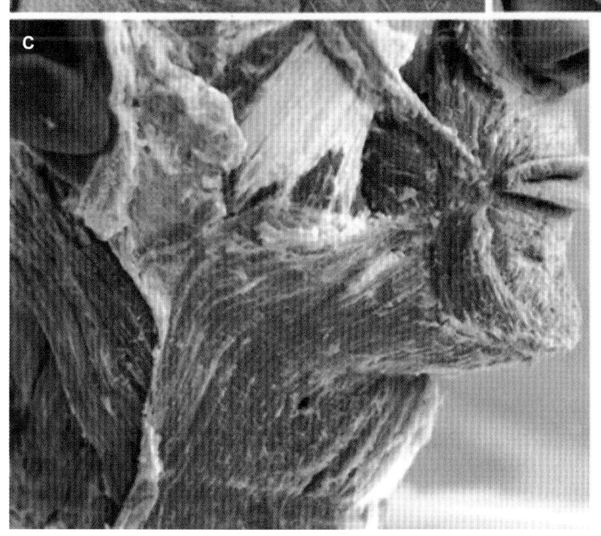

图 2.16 （a）SMAS 解剖标本。（b）显露 SMAS 下平面，掀起的是 SMAS 筋膜瓣，而不是“肌性”组织瓣。（c）“肌性”颈阔肌

5. 手术注意要点

面部整形手术中易受损伤的解剖结构在颞部后上方、颧弓、颊部远端、下颌缘（图 2.18）和颈中部。面部除皱术中易损伤的结构为面神经的额颞支、颊支、下颌缘支及其伴行血管。

下颌缘支向内侧走行后支配下唇肌肉，在下颌韧带起点正上方绕过，在此处进行环

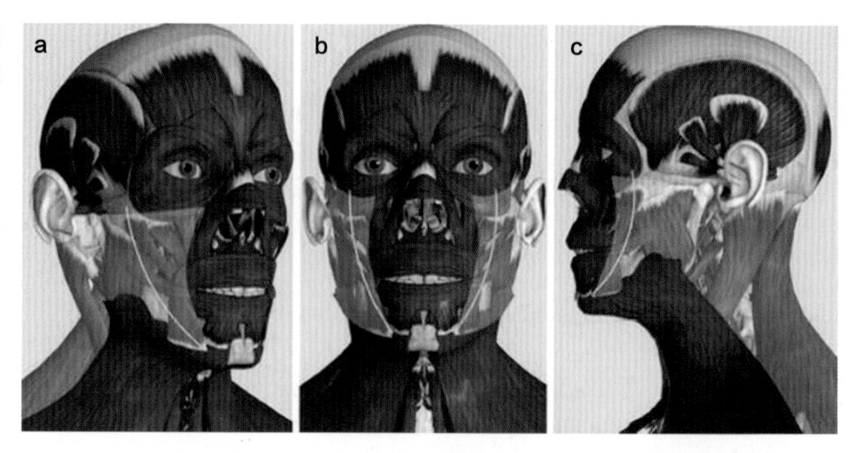

图 2.17 （a~c）从 3 个角度观察面部表情肌及其与正侧面柱状移行区的关系

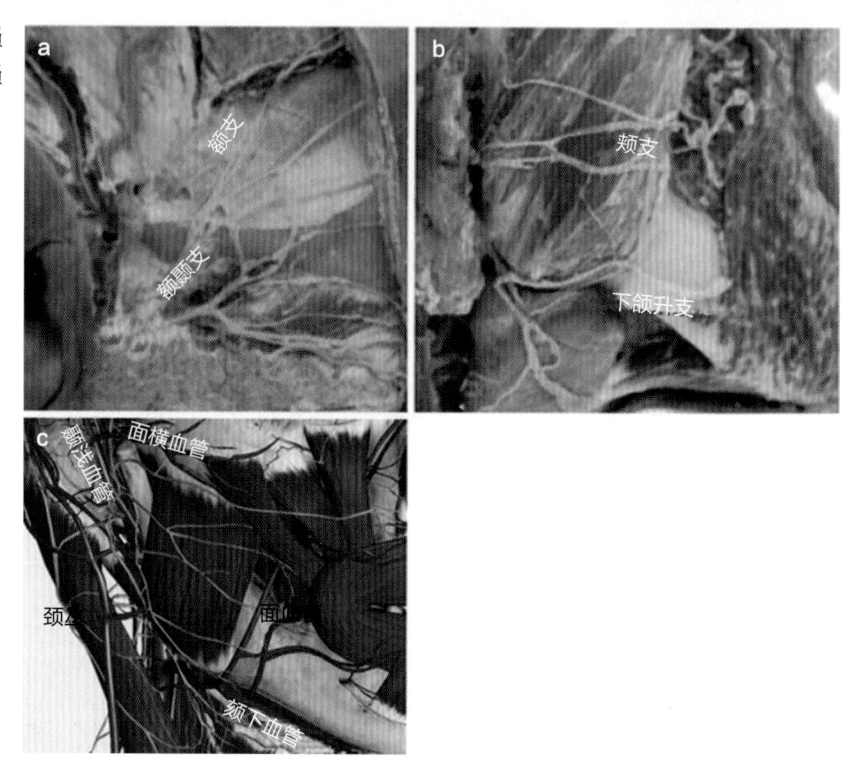

图 2.18 （a、b）手术中容易损伤的神经。(c) 中下面部容易损伤的神经血管束

形缝合以加强此区域的菱形外观时需要十分注意。

在颞部和颧颊部的环形缝合悬吊过程中也需要特别注意按解剖层次进行，避免损伤重要结构。同样，在面部动静脉穿行的附近也应仔细解剖并谨慎进针（图 2.18c），以避免因出血后止血而造成伴随神经的损伤。

腮腺导管（图 2.19）于腮腺前缘发出，在 SMAS 筋膜和咬肌之间向前走行，并在咬肌前缘转向内侧，穿过颊肌，于上颌第二磨牙相对的口腔黏膜处开口。腮腺导管开口的体表投影并不在通常所描述的耳屏下缘与上唇人中中点之间的连线上[12, 13]，90% 以上的腮腺导管开口位于以耳屏下缘与同侧口角连线中点为中心的 1.5cm 范围之内[14, 15]。

面部的衰老是循序渐进的，而且是持续且不间断的。衰老的表现是由于面部容积减

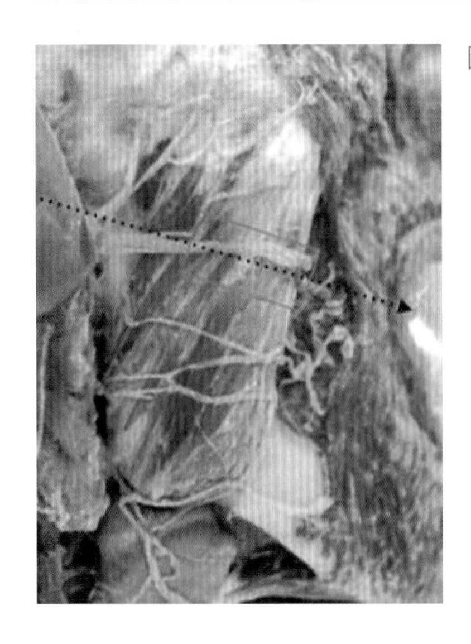

图 2.19　腮腺导管及其走行

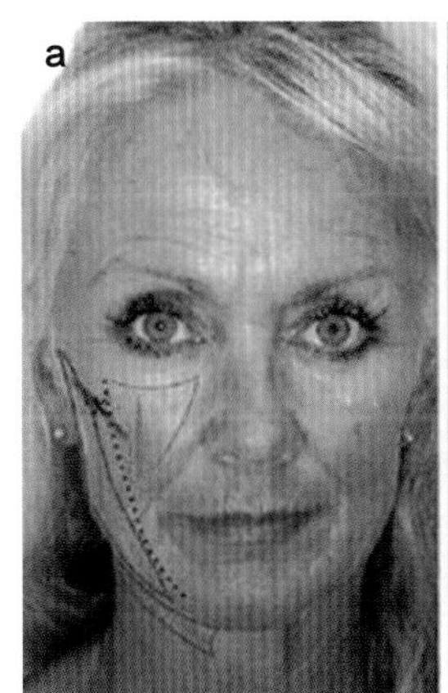

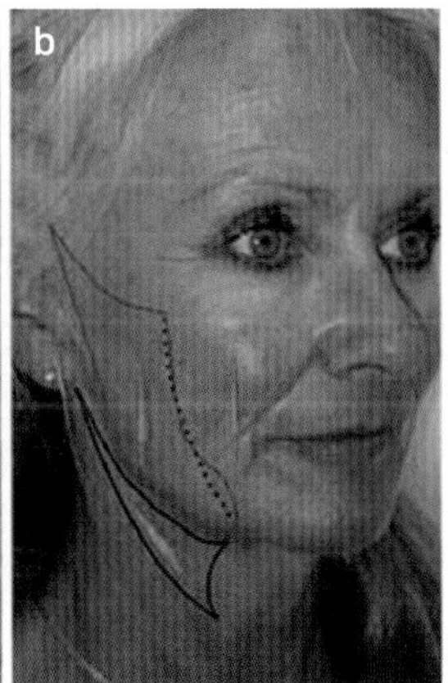

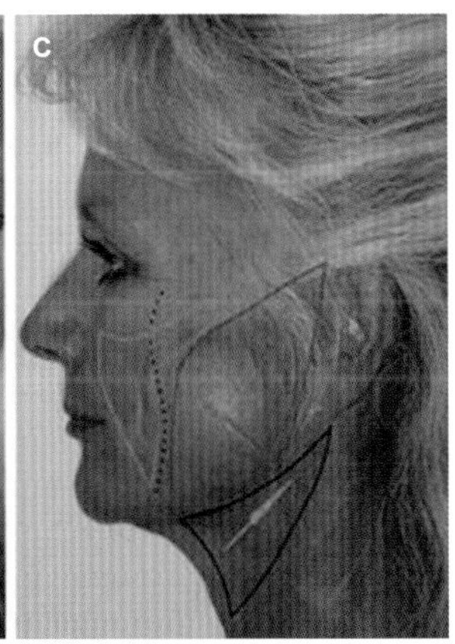

图 2.20 （a~c）面部除皱术的最佳悬吊方向

小，筋膜弹性降低和长度延长，伴随“悬挂用窗帘杆”样结构的上部和下部均发生下移，正侧面交界区的完整性减弱。从而导致脂肪和脂肪室结构在重力作用下，沿存在的薄弱间隙向下方移位。这些变化也可能受到全身或局部肥胖的影响，形成不同的面部衰老表现。

正确的“面部除皱术”应该使面部轮廓与提拉方向保持一致。对于面部下垂松弛后“离心分散”的脂肪室结构应该向头侧进行牵拉，并且要根据年轻状态下的三维立体结构特点进行横向和纵向上的定位（图 2.20）。可以应用与外形轮廓一致的环形缝合悬吊，进而将面部结构定位在横向和纵向均为年轻态的位置上。

以上悬吊方法可以收紧脂肪室和皮肤，并使其向头侧移位，同时可以使面部韧带和纤维隔网络得到加强（图 2.21）。

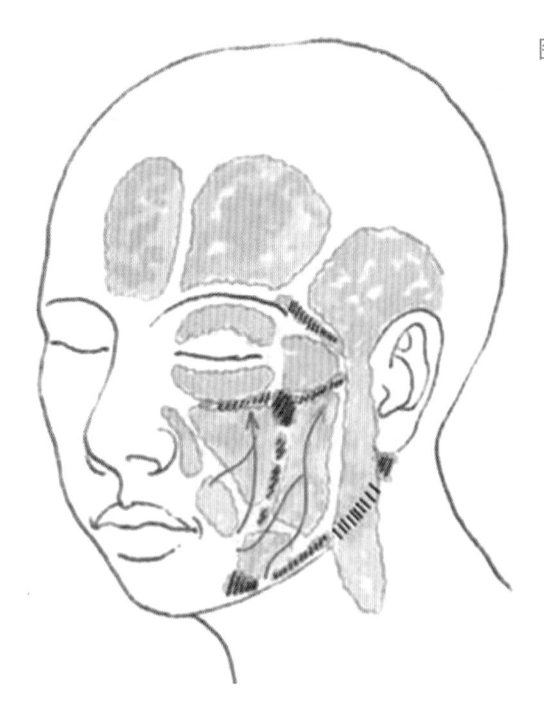

图 2.21 脂肪室和皮肤向头侧移位

参考文献

[1] Ho LCY (2000) Rejuvenative facial lipomorphoplasty. Aesthetic Plast Surg 24(4):22 - 27.
[2] Ho LCY (2002) Refinements in rejuvenative facial lipomorphoplasty. Aesthetic Plast Surg 26(3):329 - 333.
[3] Ho LCY (2011) Facial optimisation. Chin J Plast Surg 22(11):70 - 75.
[4] Furnas DW (1983) The retaining ligaments of the cheek. Plast Reconstr Surg 83:11 - 16.
[5] Mendelson B (2009) Facelift anatomy. SMAS retaining ligaments and facial spaces. In: Aston SJ, Steinbeck DS, Waldon JL (eds) Aesthetic plastic surgery. Saunders Elsevier, London.
[6] Ozdemir R, Kilinc H, Unlu RE et al (2002) Anatomicohistologic study of the retaining ligaments of the face and use in facelift: retaining ligament correction and SMAS plication. Plast Reconstr Surg 110:1134 - 1149.
[7] Alghoul M, Codner MA (2013) Retaining ligaments of the face: review of anatomy and clinical applications. Aesthet Surg J 33(6):769 - 782.
[8] Brand MG, Hassa A, Roth K, Wehrli B, Moore CC (2011) Biomechanical properties of the facial retaining ligaments. Arch Facial Plast Surg 14(4):289 - 294.
[9] Mitz V, Peyronie M (1976) The superficial muscular aponeurotic system (SMAS) in the parotid and cheek area. Plast Reconstr Surg 58(1):80 - 88.
[10] Sterzi G (1910) Il tessuto sottocutaneo (tela sottocuta- nea). Luigi Niccolai, Firenze.
[11] Richardson W, Carman JB (2009) On the fabric of the human body. Book 11 Chapter X111. Norman Publishing, Novato, CA, pp 167 - 169. (English translation of Vesalius, A; De humans corporis fabrica, 1543 Bale).
[12] Grey H (1858) The anatomy: descriptive and surgical. John W. Parker & Son, London, p 593.
[13] Sinnathamby CS (2011) Last's anatomy: regional and applied. Churchill Livingstone, Elsevier, Edinburgh, p 277.
[14] Stringer MD, Mirjalili SA, Meredith SJ, Muirhead JC (2012) Redefining the surface anatomy of the parotid duct: an in vivo ultrasound study. Plast Reconstr Surg 130(5):1032 - 1037.
[15] Hu KS, Kim ST, Hur MS, Park JH, Song WC, Koh KS, Kim HJ (2010) Topography of the master muscle in relation to treatment with botulinum toxin type A. Oral Surg Oral Med Oral Pathol Oral Radiol 110(2):167 - 171.

第 3 章

面部三维结构的生物力学

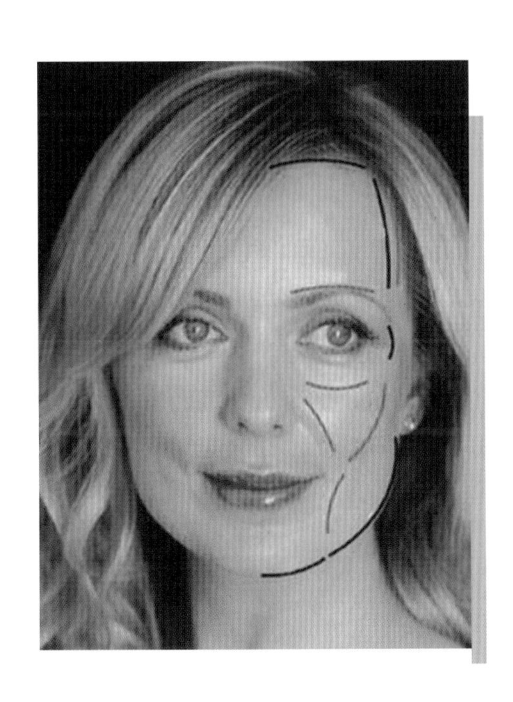

1. 概述

如前面章节所述，人体头面部是一个三维结构单元，具有复杂的结构和功能，由骨骼、肌肉、脂肪、韧带、皮肤和血管等组织构成。头面部包含精细的面部表情表达区域，是与其他部位不同的鲜明之处。面部有超过 60 块肌肉，大多数是双侧成对存在，用于完成日常的不同功能，如咀嚼、视力和语言沟通等。

面部运动是通过面部超过 40 块肌肉的协调运动产生的[1]。负责面部表情的肌肉称为表情肌，受面神经（第Ⅶ对颅神经）所支配[2]。这些肌肉大多位于面部软组织浅层[3]。咬肌和颊肌例外，这两块肌肉既分布于浅层，也分布于深层。前者主要作为咀嚼肌，而后者呈羽状（有关羽状肌肉的介绍见后文），起到咀嚼肌和表情肌的双重作用。在表情肌收缩时，表浅区域在深部软组织和硬组织表面滑动，引起皮肤的明显移动，进而产生面部外观的明显变化（例如皱纹形成、嘴角抬起等），用于感情交流和情绪表达。图 3.1 显示了人体面部的组织结构。

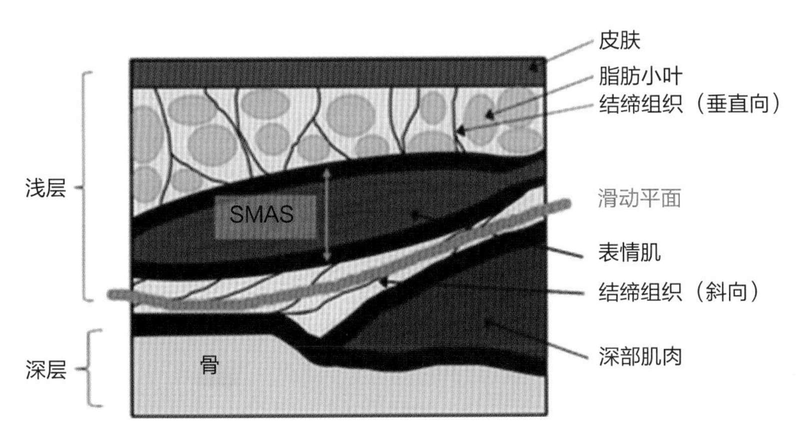

图 3.1　人体面部的组织结构。浅层由皮肤、皮下脂肪和表情肌组成，深层由深部肌肉和骨骼组成（改编自参考文献 [1]）

本章电子版的在线版本（doi:10.1007/978-3-319-69090-2_3）包含补充材料，授权用户可以使用。

L.C.Y. Ho et al., The Congruent Facelift,
https://doi.org/10.1007/978-3-319-69090-2_3

人体面部软组织的结构极为复杂，而且具有独特的机械学特性。根据机械学特性，软组织可以分为 3 种，分别是皮肤、皮下脂肪和肌肉。在机械强度方面，皮肤由几个亚层构成，是其中最为坚韧的；皮下脂肪对变形的抵抗力最小。从生物力学的角度来看，这些组织的结构和功能都起着重要作用。在本章中，将重点介绍软组织的生物力学特征，特别是表情肌和整个面部。

2. 表情肌的生物力学

生物结构的力学，无论是软组织还是硬组织，其分析方法与其他工程结构（例如钢筋混凝土梁、钢柱等）原理相同。任何涉及组织结构形变机制的分析都包括以下内容：

首先，需要使用相关的方程式来描述对象的物理特性。其基础是守恒定律，包括质量、动能和能量。对于经历等温（恒温）变形的固体，仅需要动能方程式。固体自动满足质量守恒，并且由于恒定的温度条件而没有能量变化。因此，肌肉组织结构的任何形变状态，包括中间或最终状态，均始终满足能量方程式所描述的物理学特征。

其次，必须确定位移和应变之间的关系。这也被称为与形变相关的运动学。位移是发生形变部位在形变前后三维空间上的变化距离，而应变是变形量的测量值。

再次，需要了解组织材料的特性。这一点可以使用应力 - 应变关系或简单的负载 - 变形关系来描述。通常应用干预试验可以获得相关的信息。在固态组织某一位置的任何变形（应变）均与试验的负载（应力）有关。

然后，为了用数学方式或方程式来解决未知变量，必须规定适宜的边界条件。在生物结构的情况下，这些通常是生理学上客观的边界条件。例如，当肌肉附着在刚性的骨结构上时，骨结构的限制即为位移边界条件，或称狄利克雷（Dirichlet）边界条件。

最后，不管研究的是工程结构问题还是生物组织结构，都必须注意实际问题中存在的限制因素。对于肌肉组织，常见两种类型的限制因素：①等容或恒定体积的限制；②防止实体组织结构相互渗透的限制。

接下来作者将应用以上原理讨论与肌肉有关的内容，其中所涉及的肌肉为常见的各种肌肉，而不单指特定的肌肉类型（如表情肌）。为了简化以下讨论中涉及的数学问题，分析时采用一维肌肉模型。在一维情况下，只需要分析标量变量，而不用像多维模型中需要分析矢量和张量变量。

控制方程

尽管动态形变问题的研究并不复杂，但是目前通常使用准静态模型进行软组织形变规律分析。在该研究模型中，忽略了可变形固体由于加速引起的惯性作用力的影响，即使用一系列静态增量来描述整体的形变规律。

描述物体静态平衡的一维动量方程为：

$$\frac{\partial\sigma}{\partial x}+b=0$$

其中，σ 是柯西应力，b 是物体的受力（例如重力），x 是实性连续体中某一点的空间位置。这个公式称为柯西方程（Cauchy' s equation），用以纪念法国物理学家和数学家奥古斯丁・柯西（Augustine Cauchy），他通过将牛顿第二运动定律应用于可变形固体而得出了这一方程式。σ 是一维模型中的一个标量变量，同时也是一个张量变量，在三维模型中有 9 个分量。上述方程式涉及与平移运动有关的平衡，因此通常称为线性动量方程。严格地说，不仅要考虑平移而且要考虑旋转平衡。如果考虑可变形固体的旋转平衡，则具有 9 个分量的三维柯西应力张量将缩减为对称张量。

变形运动学

应变涉及前文中所述的变形程度，是位移梯度的函数。数学上这个函数可以写成：

$$e=\frac{\partial\sigma}{\partial x}+\frac{1}{2}\left(\frac{\partial\sigma}{\partial x}\right)^2$$

其中 e 是应变，u 是位移，x 也是空间位置。术语 $\frac{\partial\sigma}{\partial x}$ 称为位移梯度。对于运动学上的小形变，例如在工程实体中发现的形变，可以忽略二次项，并且应变为位移梯度的线性函数，这种情况称为动态线性形变。而在肌肉等软组织中常经历相对较大的形变，因此不能简单地忽略二次项。因此，应变成为位移梯度的非线性函数，称为非线性或有限形变（图 3.2）。

结构属性

当可变形固体承受负载时，将引起分子间力，并且随后的形变也由这些内力所控制。这些内力为被动阻力，前文中提到的应力体现了这些内力和负载的影响。应力是指每单位面积的力，因此可以用其衡量被动受力强度。每个可变形固体在变形量（应变）和引起它的力之间具有独特的关系，这可以用应力来描述。这种特定的关系可以通过试验来确

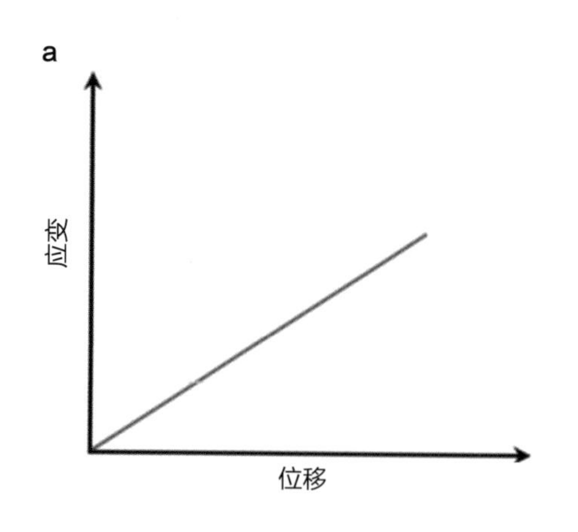

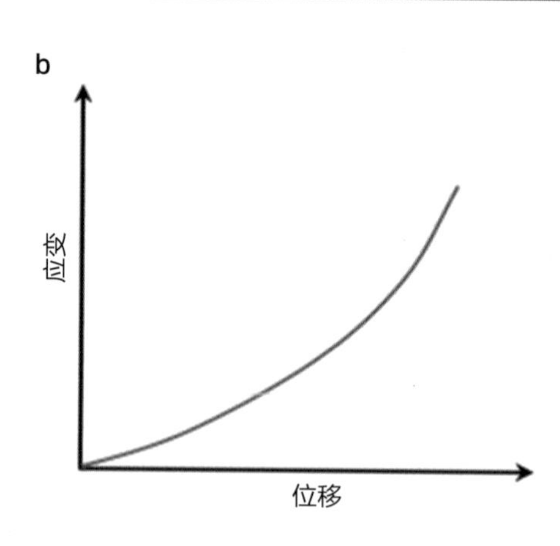

图 3.2 位移 – 应变关系曲线。(a) 导致动态线性形变的线性关系。(b) 在肌肉变形中发现的非线性关系，导致有限或动态的非线性形变

定，并且所得到的数据和规律可用来描述物体（组织）的“结构属性”。这一属性表明特定物体在受力后所发生的形变规律，相应规律符合动量方程。此外，固体的应力 – 应变关系可以是线性的或非线性的。大多数工程材料，例如钢或混凝土，在一定范围内表现出线性的变化规律。而大多数生物体软组织（例如肌肉）则表现出非线性的特征。

肌肉的应力 – 应变关系取决于其组成结构。特别在沿着纤维或束状方向作用时的结构属性与在其他方向上的明显不同（这一点将在下面有关结构的部分详细讨论）。具有某个特定优选方向的组织（如肌肉）称为各向异性组织。而橡胶等不具有某个优选方向的材料称为各向同性材料。心肌组织可以用 3 个相互正交的方向来确定优选方向，因此可以称为正交各向异性组织。

这些结构特性是由组织的结构和构成所决定的。在肌肉中，优选方向或称主要方向是与肌纤维平行的方向，并且可以将与纤维方向垂直的两个相互正交的方向与前者共同形成三维坐标系（图 3.3）。心肌是高度非线性的组织[4]，意味着随着应变的增加，应力呈指数增长，或者简单来说，身体变形越大，维持变形所需的力就越大（图 3.4）。

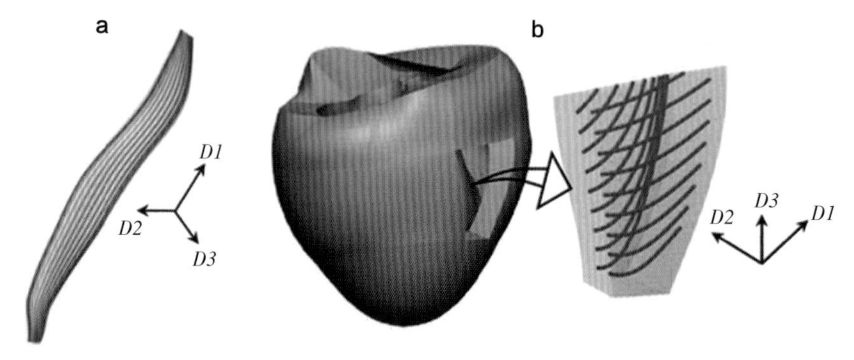

图 3.3 用于定义结构属性的基于结构的相互正交关系。(a) 各向异性的骨骼和表情肌，*D1* 为沿纤维方向，具有与 *D2* 和 *D3* 不同的性质，而后两个方向的性质是相同的。(b) 所有 3 个方向的正交各向异性心肌特性不同，*D1* 为沿纤维走行的方向，*D2* 为沿表面的方向，*D3* 为与表面垂直的方向

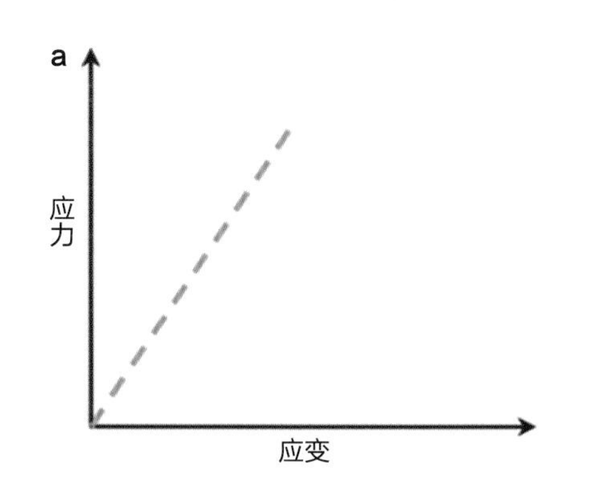

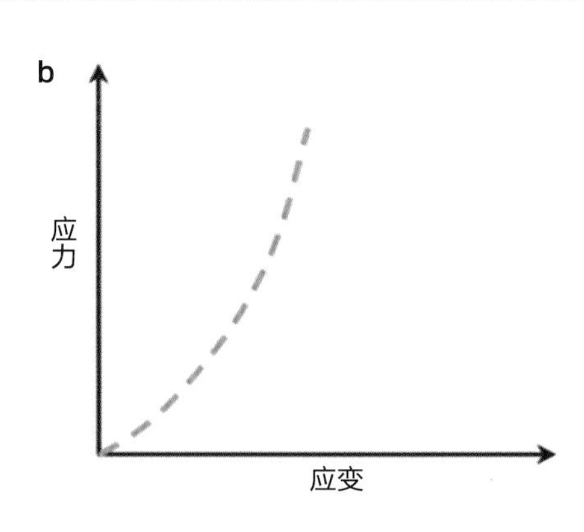

图3.4 可变形固体的结构特性（应力－应变关系）。(a) 线性材料和 (b) 非线性材料

边界条件

在可变形固体力学中，常见3种类型的边界条件。第一种边界条件称为位移或狄利克雷边界条件（Dirichlet boundary conditions）。通过这一条件，可以限定固体表面上的一个或多个点的空间位置。一旦规定了空间位置范围，该点在其他位置上就不必满足控制方程或结构关系。在肌肉组织中最常应用这一边界条件。例如，某些肌肉起止点均位于骨性硬组织结构时，即存在这种边界条件限制（图3.5a）。而如果肌肉（例如颧大肌）起点或止点为软组织时，则不能应用位移边界条件。

第二种边界条件称为力或诺曼边界条件（Neumann boundary conditions）。用于规定作用在固体结构表面各点上分布的力和负载。这种类型的边界条件很少用于肌肉力学，除非有外力作用于肌肉表面（图3.4b）。

第三种边界条件称为罗宾边界条件（Robin boundary conditions）。它们是前两种类型的组合。固体之间相互接触时可以归入此类别进行分析，尤其在界面分析时可以加以应用。需要注意的是，在肌肉力学分析中，重要的是考虑各种类型的组织结构之间的相互作用，并且通常是通过施加适当的限制因素来进行。

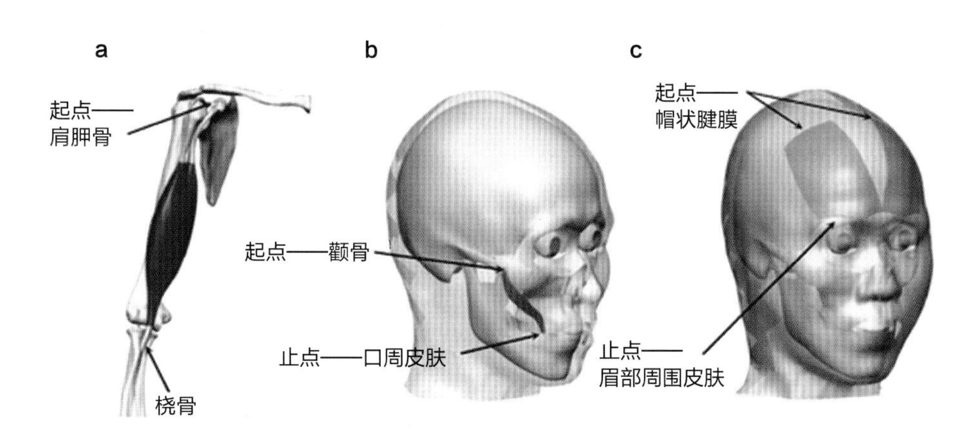

图3.5 肌肉附着。(a) 肱二头肌（骨骼肌）。(b) 颧大肌（表情肌）。(c) 额肌（表情肌）

限制因素

在前文中已经指出，限制是组织力学的重要组成部分。就肌肉或软组织力学而言，有两个重要的限制因素。第一个限制因素，有证据表明，横纹肌能够更好地保持其体积的恒定。有研究者观察到，横纹肌在肌肉变形（收缩）期间的体积变化极小。肌肉体积的任何变化都将在几毫秒内迅速地恢复，而且肌肉形状的改变不会引起体积发生大的变化[5]。因此，在分析肌肉在激活状态下形态变化时，需要考虑其他的影响因素。第二个限制因素是确保相邻组织结构之间没有相互渗透。这种限制因素是确定的，对于两个或多个固体之间不应该存在相互之间的渗透。

2.1 表情肌

在人体中发现了 3 种类型的横纹肌，即骨骼肌、表情肌和心肌。横纹肌在显微镜下具有可见的条带。在这 3 种类型中，前两种类型为自主收缩，而最后一种类型则是非自主收缩。与平滑肌（非自主收缩）相比，横纹肌由具有高度组织化的具有收缩功能的肌纤维所组成。

表情肌在功能上与其他骨骼横纹肌相似，但是在结构上有较大差异，主要表现在走行和起止的方式方面。典型的骨骼肌起源于骨骼，并且止于不同的骨骼，以确保在肌肉运动后，骨骼可以围绕经过关节中心的轴线旋转（图 3.5a）。与之不同的是，所有表情肌都止于面部皮肤中。同时，表情肌的起点可以是骨表面（例如颧骨）（图 3.5b），也可以是另一种软组织，如腱膜（例如额肌）（图 3.5c）。同时，当受到内力和外力时，骨骼肌和表情肌的机械行为是相同的。

在通常情况下，大多数工程结构经历的形变均为小的形变。这意味着在结构的任何点处的应变可以描述为位移的线性函数。后者是指三维结构各点在形变前后之间的距离。此外，大多数小形变的工程材料表现出线性应力 – 应变特性。应力体现负载的程度，应变体现形变的程度。应力 – 应变关系或负载 – 形变关系是固体材料在形变方面的结构特性。

无论是生物学还是工程学，均可以采用对照试验来确定物体的结构特性。使用线性材料构建的工程结构可以用线性数学模型和公式进行分析。相反，表情肌等软组织结构由于容易弯曲变形，有较大的顺应性，因此通常发生较大的非线性形变。因此，应变常为位移的非线性（二次）函数。同时，大多数生物体软组织表现出非线性结构行为（应力 – 应变关系）。例如，心肌是高度的非线性组织[4]。随着应变的增加，应力呈指数增长，或者

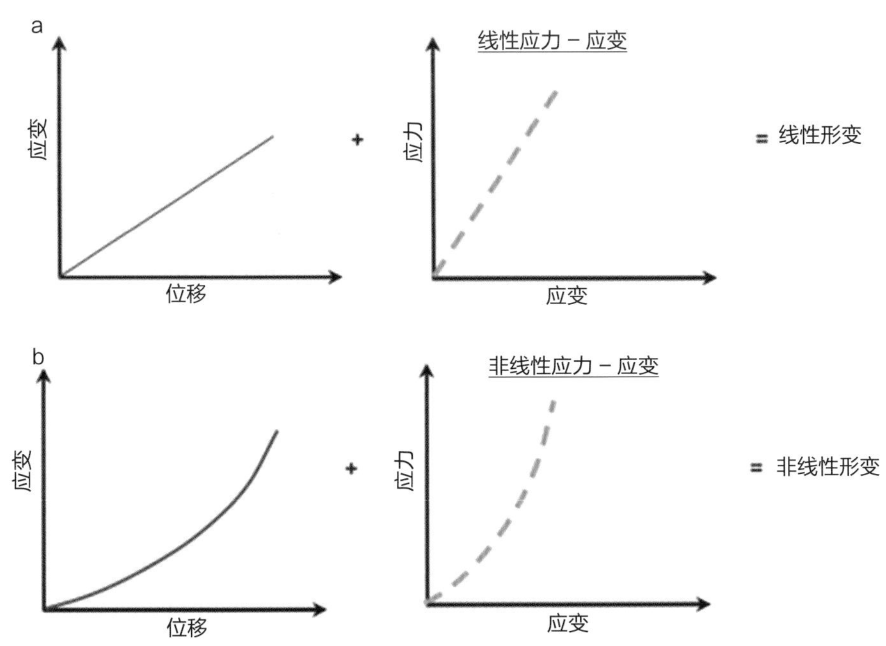

图 3.6 (a) 线性形变时位移 – 应变和应力 – 应变关系曲线。(b) 非线性形变时位移 – 应变和应力 – 应变关系曲线

简单来说，身体变形越多，维持变形所需的力就越大。因此，通常由软组织变形引起的数学问题是非线性的，模拟分析较为困难，成本较高。图 3.6 显示了线性和非线性机械变形的差别。

2.2　表情肌的结构

根据表情肌的结构特点，在分析其力学时需要注意 3 个问题。首先，需要掌握肌肉在未变形或未收缩状态时的几何形状。其次，由于肌肉内产生的内部收缩力的大小和方向主要依赖于肌肉内纤维的排列方向，因此它是重要的结构参数。最后，为了明确位移边界条件，需要了解肌肉在骨骼的附着部位。接下来将讨论与表情肌有关的这些问题的细节。

肌肉的三维几何形状

包括表情肌在内的人体所有肌肉都是真正的三维固体结构。与工程学上的固体结构不同，软组织具有复杂的三维形态。为了确定肌肉活动后的变形状况，必须尽可能准确地了解肌肉在初始状态或未变形状态时的几何形状。通常采用两步法来描述复杂结构的几何形状，以期尽可能与解剖学上保持一致。首先，将结构分隔成较小且易于分析的具有规则形状的单元（例如具有三维结构的四面体或六面体）。这是一种非常流行且广泛使用的数学离散分析技术，称为有限元分析法[6]。

在工程学分析中较小体积的集合称为有限元网格。“网格”一词意味着交错的结构，而“有限元”意味着有限大小的元素（体积）。在有限元网格内，元素通过节点相互连接。以坐标（x、y 和 z）及其节点的导数来确定自由度和几何形状的变量。

其次，一旦确定了网格节点的自由度，则对这些较小体积内的空间坐标（x、y 和 z）的变化可以进行参数化。这意味着坐标可以是一些任意参数的多项式（通常需要 3 个参数，以在三维模型中进行标准化），并且可以确定网格节点自由度。图 3.7 显示了几何结构离散化概念和参数的应用方法。

为了创建在解剖学上具有复杂结构的生物组织的离散化几何形状，需要有相应的三维数据。这些数据通常来自医学影像学检查结果，例如磁共振（MR）图像。从图像获得离散数据点的过程称为图像分割。某些具有最佳配置的 MR 设备可以提供高质量的图像，显示出清晰的肌肉边界。扫描的过程有可能需要较长的时间。这些图像可以与半自动或全自动分析技术一起使用以生成所需的数据。如果图像质量较差，则需通过手动的方法分割图像以创建数据。从以上 MR 图像中获取的三维几何形状是患者特异性的和个体化的，因此这些图像代表了个体的解剖结构。还有其他三维数据的来源。其中一个可以参考的人类数据来自网址 https://www.nlm.nih.gov/research/visible/visible_human. html[7]，是包含高分辨率的彩色图像，图像文件格式是 TIFF。这些图像源自一个 38 岁的男性尸体标本。在轴向平面上以 1mm 间隔从头到脚共有 1871 个图像，并且从 1994 年开始免费提供。从那时起，几个已发表的涉及基于解剖学的器官和组织结构三维几何形状的研究使用了这些图像。

MR 图像采用 DICOM（数字成像和医学通信）格式，此格式的文件存储了大量的图像信息（源数据）。其中包括图像的空间位置、方向、平面内分辨率和其他有用信息。但是，其他图像格式（如 TIFF 或 JPGE）则不包含分割三维数据所需的有用的图像信息。因此，数据分析时需要用 DICOM 格式数据，其他格式数据将无法进行分析。图 3.8 显示应用

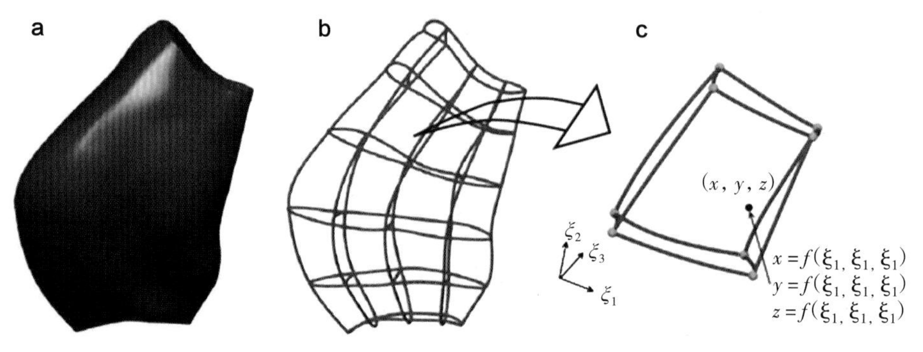

图 3.7 (a) 肌肉的几何形状（颊肌）。(b) 几何结构的离散化。(c) 离散几何结构的参数分析，ξ_1、ξ_2 和 ξ_3 是标准化参数

DICOM 格数据分析后得到的人体图像和 MR 图像。

为了形成与一定组织结构解剖学相一致的三维几何形状，首先使用分段数据来创建接近几何形状的有限元网格（图 3.9a)。然后将初始（近似）有限元网格与所有分段数据拟合（图 3.9b)。拟合过程涉及确定分割图像数据的网格节点自由度。有兴趣的读者可以通过参考文献了解有关拟合有限元网格的更多细节 [8, 9]。

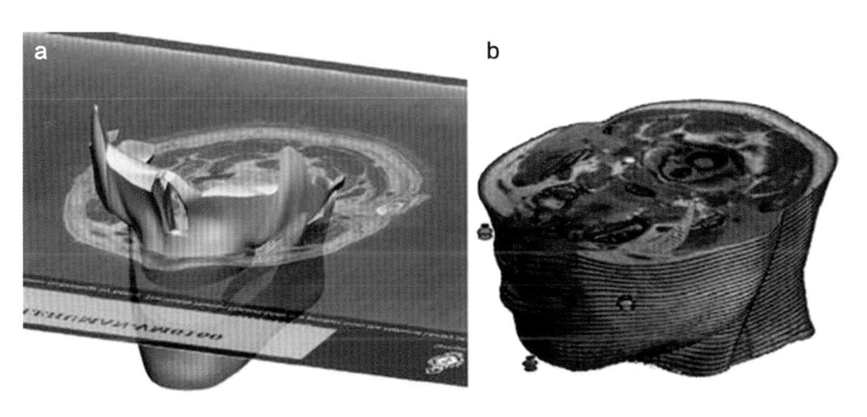

图 3.8 颧大肌三维分层数据。(a) 人体图像。(b) MR 图像

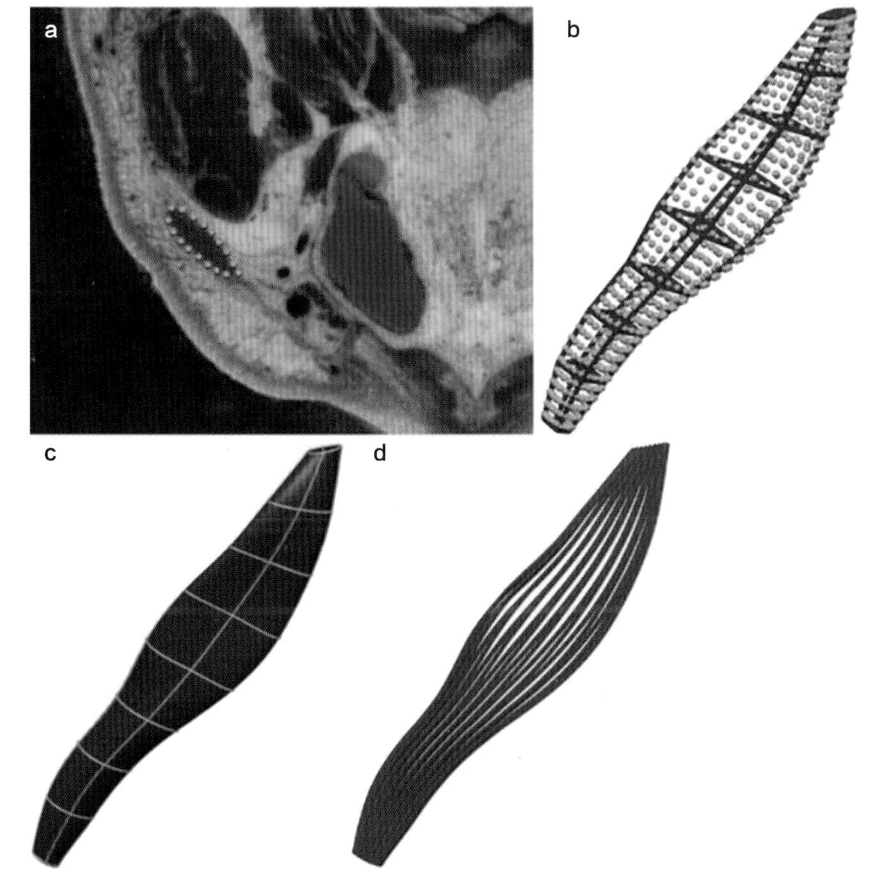

图 3.9 对通过实体图像获得的数据进行颧大肌有限元分析。(a) 来自人体图像的分段数据。(b) 初始网格。(c) 拟合网格。(d) 纤维 / 筋膜排列方式（视频 3.1）

其他在各个方向上具有更高分辨率的非医学图像也可以提供良好的清晰度，从而用来生成具有相对高精度的数据文件。从空间数据导出的三维几何形状的精度与数据点的数量呈正比。同时，除了数据点的数量之外，分段数据的准确性也决定了几何形状的整体精度。例如，大量误差较高的数据点将不能形成精确的三维几何形状。某些图像分辨率较差的设备（如低配置 MR）由于成像技术本身的限制，很难形成精准的三维几何图像。

从头开始创建与解剖学相一致的特定部位的三维结构是相当复杂和极为耗时的，拟合过程中需要进行大量的数据处理。为了避免这个问题，可以利用已有的高质量数据（例如来自人体的图像数据）创建通用几何体，随后定制可以匹配特定主体的几何体。在该方法中，所需的受试者特定数据点的数量减少，需要拟合处理的数据量相应减少。有许多方法可用于自定义通用几何形状参数[10]。

图 3.10 显示了一种应用这种方法的分析过程，称为主网格定制方法[8,9]。这是由一种被称为自由变形方法衍生而来的[11]。简而言之，通用几何体是使用大量平滑的数据（噪声较小）嵌入在几何形状更简单的网格中，称为主网格。标记通用几何体上的一些基准点以及特定几何体上的相应位置点。后者来自受试者的医学图像（例如 MR 图像）。然后，调整主网格以使基准点之间的误差最小化。由于通用几何体完全嵌入主网格中（这是此方法的基本要求之一），因此前者随后者的位置变化而呈现特定的形状变化。

表情肌中的纤维组织构成

肌肉纤维通常横跨肌肉全长，并形成束状结构，称为肌束。多个肌束形成肌肉（骨骼肌或表情肌）。肌纤维由多核肌细胞形成。每个肌肉纤维或肌肉细胞被结缔组织鞘所包

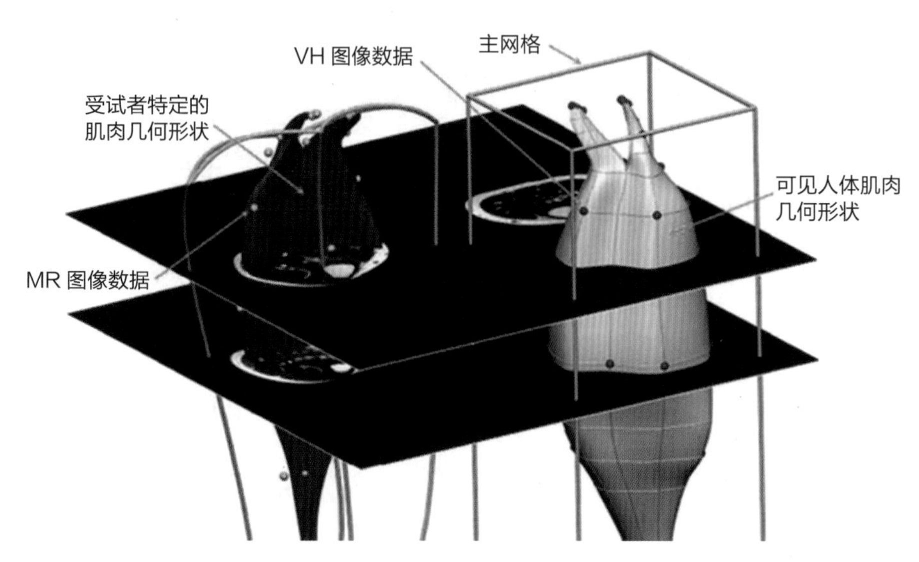

图 3.10 应用主网格法定制腓肠肌（骨骼肌）的几何形状[9]，根据标准人体数据创建主网格，从受试者处获取 MR 数据（视频 3.2）

裹，这一鞘性结构称为肌内膜，整个肌肉外被肌外膜所包裹。图 3.11a 显示了肌肉内的组织结构。肌肉的应力 – 应变关系特性由肌肉内这些内部结构（纤维、束和结缔组织包膜）所决定。

如果进一步观察肌纤维或细胞内的组织结构将会发现，其内部包含了被紧密包裹的管状肌原纤维，其分布在纤维的整个长度上，并且负责产生内部的收缩力（图 3.11b）。肌肉的横纹即是由于肌纤维内肌原纤维的排列所产生的。肌原纤维可以进一步分为多个重复的功能单元，称为肌节。它代表一个单一的收缩单元。每个肌节都含有粗丝和细丝，它们固定在 Z– 盘上（图 3.11c）。直径约 7nm 的细丝主要由肌动蛋白组成，而粗丝主要由肌球蛋白组成，直径约为 15nm。

之后的关注重点是肌束和肌纤维在表情肌中如何排列，因为其方向直接影响所产生的收缩力的方向，以及随后的肌肉变形方式。由中枢神经系统通过运动神经元产生神经冲动后，将主动收缩效应肌肉。根据效应肌肉的纤维排列方式可以将肌肉分为 4 种类型，分别为平行型、集聚型、括约型和羽状型。

平行型是最常见的类型（图 3.12a）。它们具有共同的附着点，肌束之间相互平行，产生合力方向与肌肉长轴一致。这种类型有 3 种不同形式：扁平状、纺锤状和带状。通常情况下，具有纺锤状结构的纤维长度较长，但肌肉横截面积相对较小。

集聚型与平行型相似，但相对较宽。虽然这些肌肉中的肌纤维不一定相互平行，但是它们具有共同的附着点（图 3.12b）。

括约型肌肉一般位于开口状结构周围，其特征是肌束呈环形排列（图 3.12c）。

在羽状型肌肉中，肌腱贯穿肌肉全长，肌束与肌腱走行方向倾斜成一定角度（图 3.12d）。肌纤维和肌束长度相对较短，但与纺锤状平行型肌肉相比，羽状肌肉具有更大的横截面积。

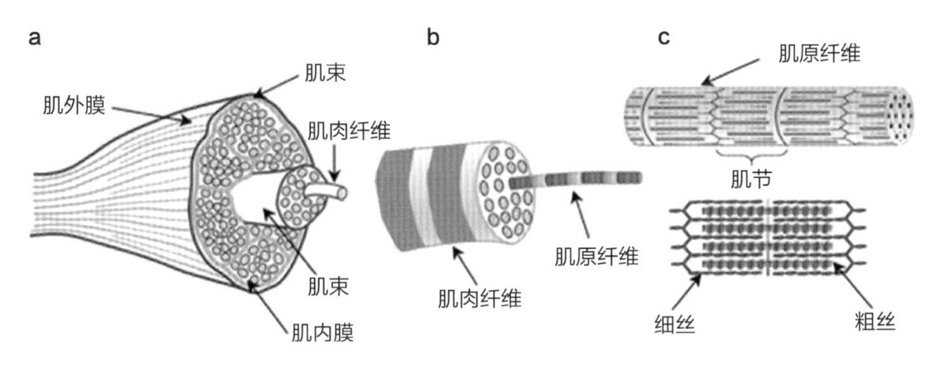

图 3.11 （a）肌肉的组织结构。（b）肌纤维的内部结构。（c）肌原纤维和肌节的结构

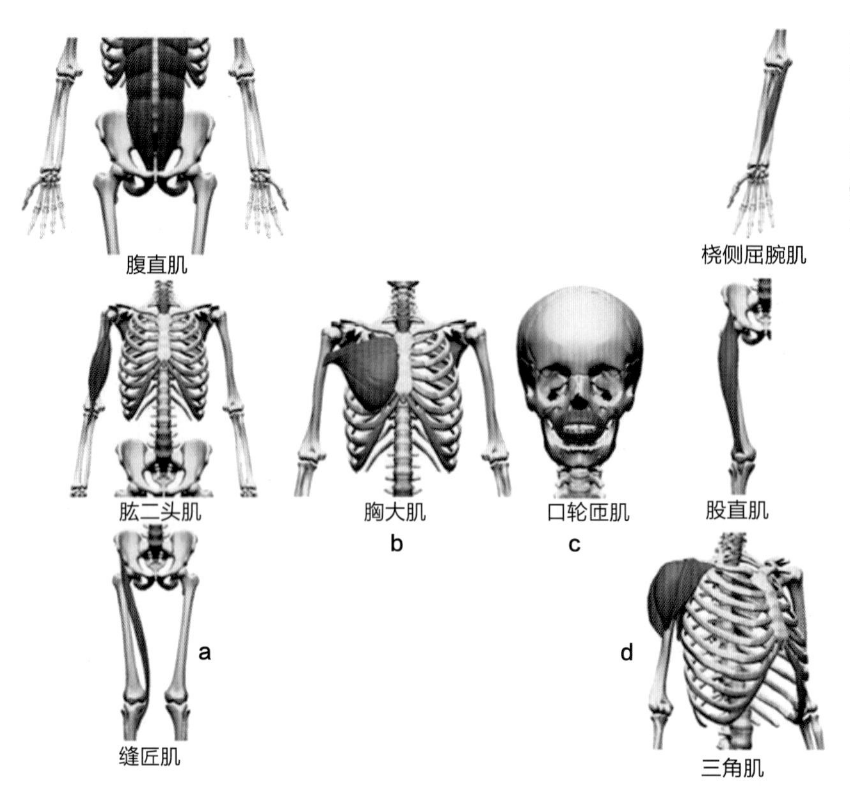

图 3.12 肌纤维排列方式的 4 种类型。(a) 平行型：上——扁平状，中——纺锤状，下——带状。(b) 集聚型。(c) 括约型。(d) 羽状型：上——单向肌，中——双向肌，下——多向肌

这些肌肉可以进一步分为单向肌（全部肌肉纤维为单一取向）、双向肌（肌肉纤维在拉力线上有两个取向）和多向肌（肌肉纤维有多个取向）。由于肌肉是三维结构，因此纤维或肌束作用方向是根据其与作用力所成的角度来定义的。后者是所有纤维收缩形成的合力的方向。

除了少数肌肉外，大多数表情肌都是平行型肌肉。口周和眼周（口轮匝肌和眼轮匝肌）是括约型肌肉。颊肌是一对双羽状型肌肉，它不仅是表情肌，还具有类似骨骼肌的作用，可以引起两个骨骼结构之间的相对运动，发挥咀嚼肌的作用。具体发挥哪种作用，取决于激活哪种纤维，并且通过控制调节收缩力的方向和大小。图 3.13 显示了几种常见的表情肌内肌纤维的走行方向和形成的合力方向。

从生物力学的角度来看，肌肉内的纤维走向是非常重要的结构参数。它决定了收缩力的方向和随之而来的面部表情（面部皮肤变形的结果）。图 3.14 显示纤维角度变化对于颧大肌形态的影响。图中所显示的机械力模型中边界条件（受结构起点影响）和激活水平（受内部作用力影响）均保持相同的数值。因此，从临床观点来看，不应该干扰表情肌的纤维走向。

如果对于纤维结构的数学原理不能给予合理的阐释，那么与肌肉结构内纤维排列相

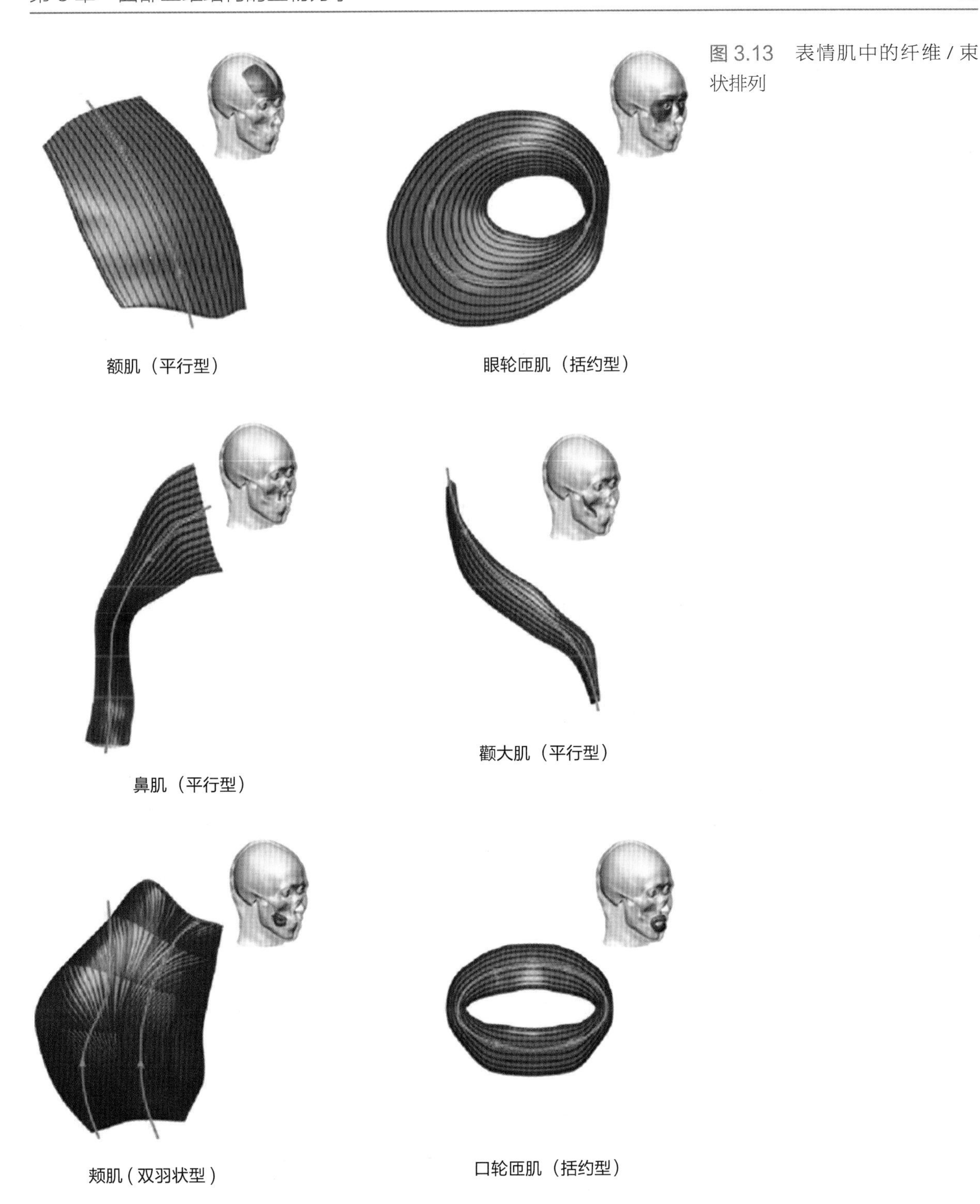

图 3.13　表情肌中的纤维 / 束状排列

关的讨论将是不全面的。肌肉结构的几何形状也可以进行离散处理，并采用参数进行分析，之后可以采用数学的方式分析复杂的三维形状。基本方法是先生成结构上每个点的空间坐标，并以此构建具有一定形状和体积的结构（图 3.7）。需要注意的是，三维肌肉结构作为固体连续介质，理论上每个连续体中存在无数个点。分析纤维排列时，肌肉连续体

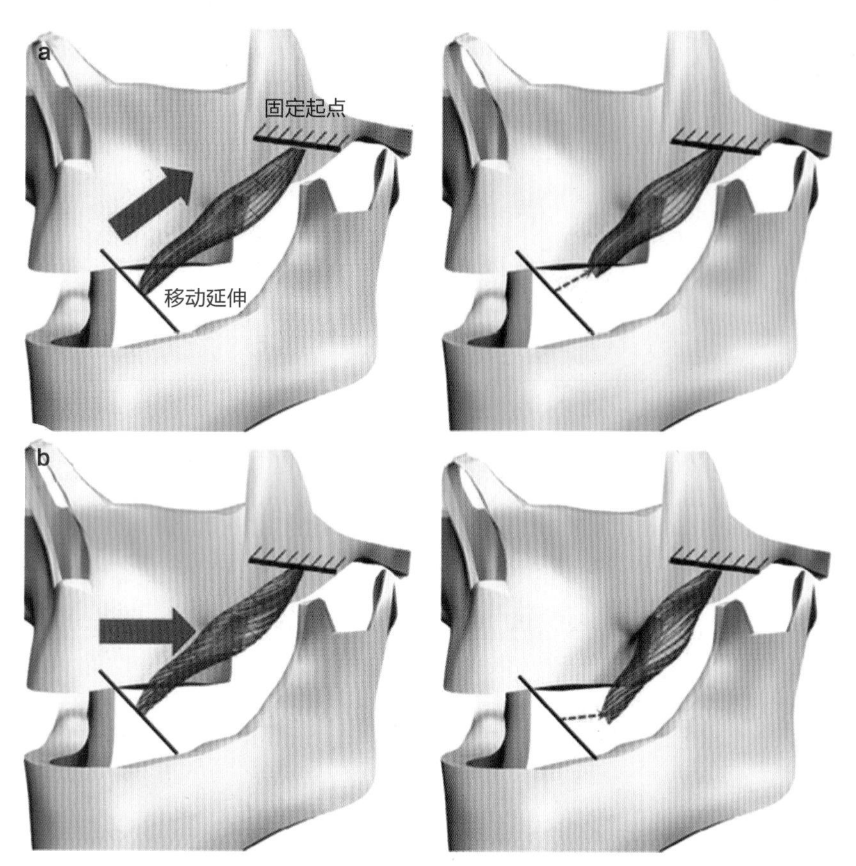

图 3.14　以颧弓为止点的颧大肌收缩。(a) 纤维取向 0°。(b) 纤维取向 20°

结构的每个点处的纤维和肌束取向或向量方向均可以采用类似的方式进行参数化。这是前文中提到的有限元方法的显著特征之一，即在几何体离散化之后，可以对任何空间变化量（例如空间坐标、纤维角度、结构特性等）进行参数化。

正如本章开始所述，有 3 个关键参数决定了表情肌的结构。虽然没有明确提到组织的组成性质是结构参数，但事实上它们与结构密切相关。如图 3.3 所示，软组织特别是肌肉的特性取决于纤维在组织内的组成方式。

表情肌的附着结构

表情或面部肌肉变形的另一个重要结构参数是其附着物，特别是起点。我们已经提到骨骼肌和表情肌之间的主要区别在于它们的附着方式（图 3.5)。后一种类型的肌肉起自骨骼或其他软组织结构，但总是止于皮肤。当肌肉来自骨骼时，附着部位规定了机械变形期间的位移边界条件。

图 3.15a 显示了颧大肌（一种表情肌肉）的收缩，其一端（原点）固定，另一端可自由移动。骨骼肌（肱二头肌）的收缩如图 3.15b 所示，两端固定（等长收缩)。当表情肌肉被激活时，在延伸区域周围总是存在运动；而在骨骼肌被激活（收缩）时，两端具

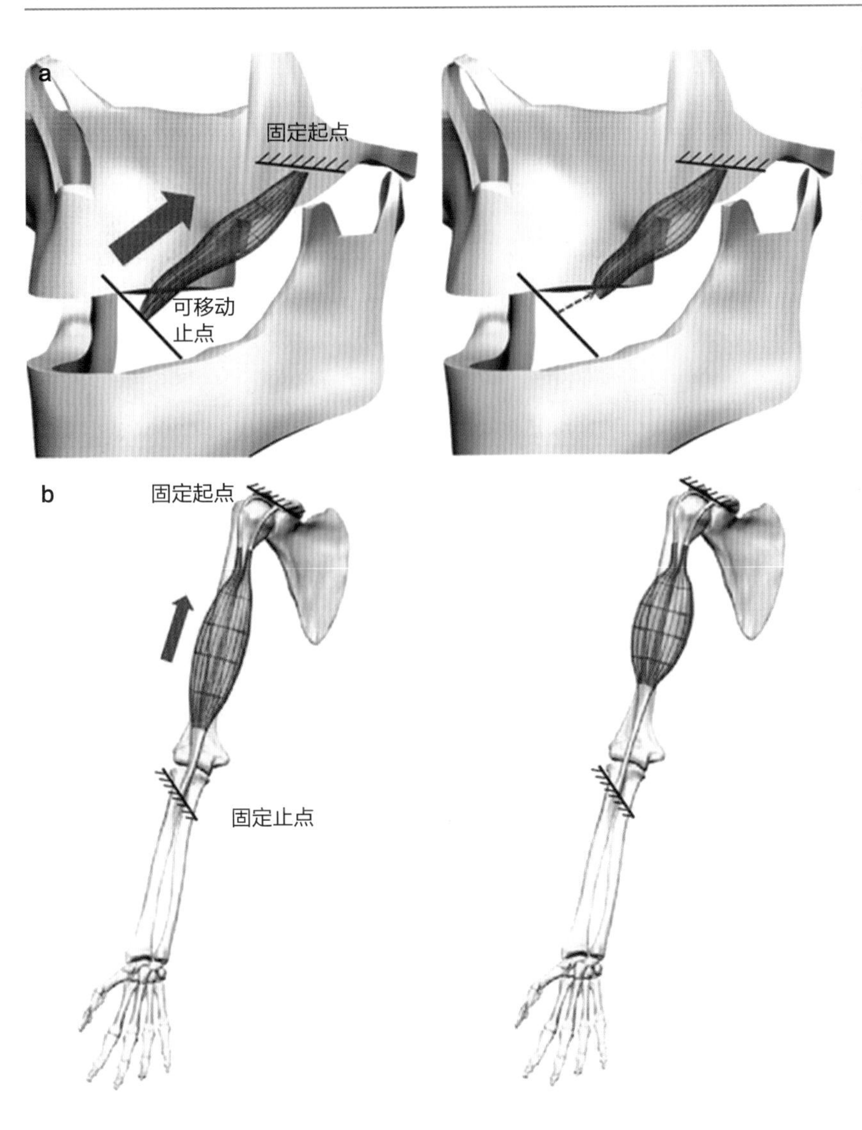

图 3.15　受不同边界条件影响的肌肉收缩（附着点不同）。(a) 具有固定起源的表情肌（颧大肌）。(b) 骨骼肌（肱二头肌），起点和止点均固定

有静止状态并不罕见。例如，当将一个重物握在手中时，内部肌肉力量产生来维持平衡，但是在空间中没有附着部位的相对或绝对运动。

2.3　表情肌的功能

前面已经讨论了表情肌的结构参数及其对力学的影响，现在重点转向其功能方面。特别重要的是要了解肌肉内是如何产生收缩力的，以及如何使用中枢神经系统激发的激活水平及其与其他结构参数（如纤维长度）的关系来量化它。

骨骼肌具有多种功能，而表情肌主要负责产生面部表情。包裹表情肌肉的浅筋膜与皮肤紧密相连。因此，由于内力的产生，表情肌的收缩会导致明显的表面变形，从而形成不

同的面部表情。例如，颧部肌肉在微笑时横向和向上方提拉嘴角，而提肌则提升口唇。下颌区域的降肌在收缩时向下拉动口唇以显露牙齿，而颏肌收缩则收缩下唇。

在前文中已经提到，肌纤维或肌肉细胞含有肌原纤维，肌原纤维由称为肌节的重复功能单元组成。每个肌节包含称为肌动蛋白和肌球蛋白的薄的蛋白质细丝（图 3.11c）。当肌肉细胞收缩时，这些重叠的细丝不会改变它们的大小；它们相互滑动并在肌肉内产生张力。此结构被称为滑动丝结构。有关滑动丝的理论首先由安迪·胡克斯雷（Andrew Huxley）和罗夫·尼德戈克（Rolf Niedergerke）于 1954 年提出。

表情肌肉收缩是神经源性的（由来自大脑的神经信号支配），因此它们需要来自运动神经元的信号输入以产生肌肉收缩。相反，在平滑肌和心肌中发生的无意识收缩是肌原性的，意味着收缩是由肌肉细胞自身引发的。单个运动神经元能够支配多个肌纤维，使它们同时收缩。

由于所有的面部表情肌都经历主动的自主收缩，决定肌肉变形的内部收缩或拉伸力的方向由肌肉体积内的纤维 / 肌束取向决定。由肌纤维滑动丝产生的收缩力的大小取决于细丝重叠的程度（即肌节 / 纤维 / 肌肉长度），以及肌节 / 纤维 / 肌肉长度变化的速度。此外，在特定纤维长度下的激活水平越高，产生的力将越大。在数学上，这种力可以用希尔模型来描述，该模型是基于实验观察而制定的实验模型。

在肌节水平（图 3.11c）产生的收缩力和肌节长度之间的关系通常显示二次变异（图 3.16a）。由于对横纹肌的机械分析主要是静态或准静态的，因此收缩力对速度的依赖性通常不考虑在三维连续体力学中。一般情况下，收缩力与肌节收缩速度呈反比（图 3.16b）[12]。需要考虑用于确定肌肉内产生的收缩力大小的另一个变量是激活程度。上面讨论的力 - 长度和力 - 速度函数参数没有考虑激活程度。基于特定任务所需的肌肉力量，中枢神经系统确定需要刺激多少肌肉纤维。这个过程称为运动单位招募。运动单位内有一个运动神经元，它向多个神经支配的纤维束发送信号。肌肉包含几个这样的运动单位。一个运动神

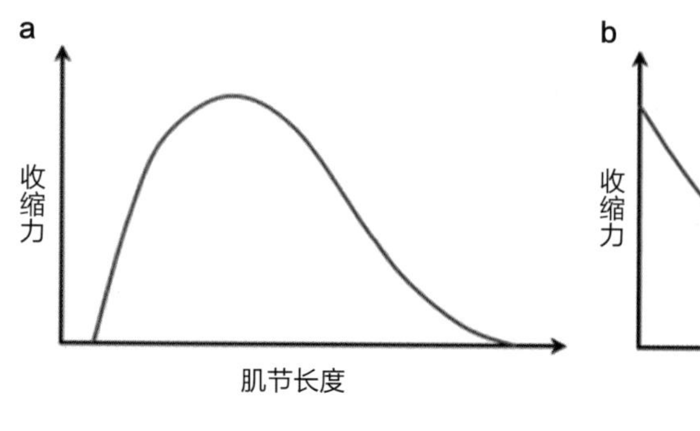

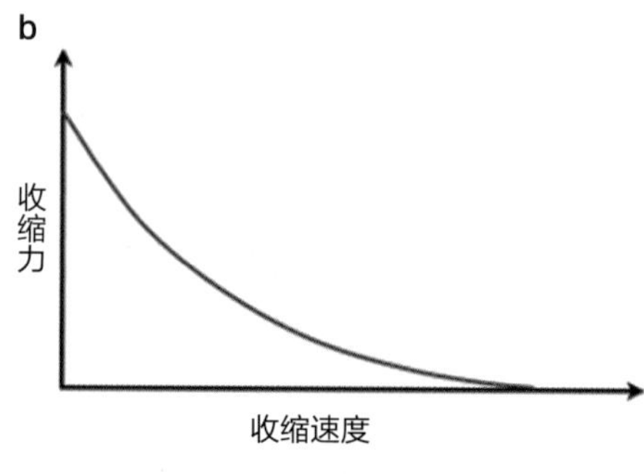

图 3.16 不同肌节长度（a）和收缩速度（b）产生的收缩力

经元的激活导致一个微弱的肌肉收缩力，更多运动神经元的激活导致更多的肌肉纤维被激活，因此肌肉收缩更强。神经元激活越多，肌肉收缩力越强。

3. 三维面部解剖的数学模型分析

在前文中，我们讨论了各个表情肌的结构和功能的生物力学。初始位形态或解剖学标准位置上的几何形态、肌肉内的束状排列、结构特性和附着情况决定了肌肉的机械结构。

就肌肉的功能而言，收缩力是关键参数，而这也是形成面部表情的原因。如前所述，面部运动是由面部 40 多块肌肉的协调运动产生的。因此，需要从整体上看待面部的结构和功能。

图 3.17 和图 3.18 显示了从两个不同数据源得到的基于解剖学的三维面部几何图形。图 3.17 中的有限元（离散和参数化）几何图形是使用标准的人类数据 [6] 构建的，而图 3.18 是使用来自健康的 25 岁男性志愿者的 MR 图像数据构建的有限元几何图形。

前文已提到，特定人群的面部几何图形可以借助通用几何图形创建（图 3.9）。例如，从借助人类通用数据中可以得到几何图形 [7]。图 3.19 显示了一个健康的 28 岁男性志愿者的有限元面部几何形状，使用基于主网格的自由形态变形方法创建 [8]，以标准的人脸几何图形作为参考。定制的数据来自标准的人类图像和志愿者的 MR 图像 [1]。在图 3.20 中，使用相同的技术显示了女性志愿者的三维面部几何图形。在这里，男性志愿者的几何图形作为通用或原始几何图形参考。使用博斯普鲁斯（Bosphorus）三维人脸数据库 [13] 中男性志愿者的 MR 图像数据和女性志愿者的结构化数据进行分析处理。

图 3.21 为与图 3.17 和图 3.18 几何图形对应的面部肌肉纤维 / 肌束排列情况。

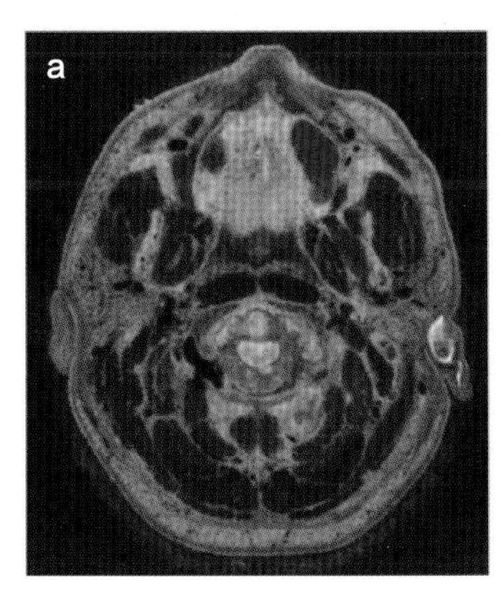

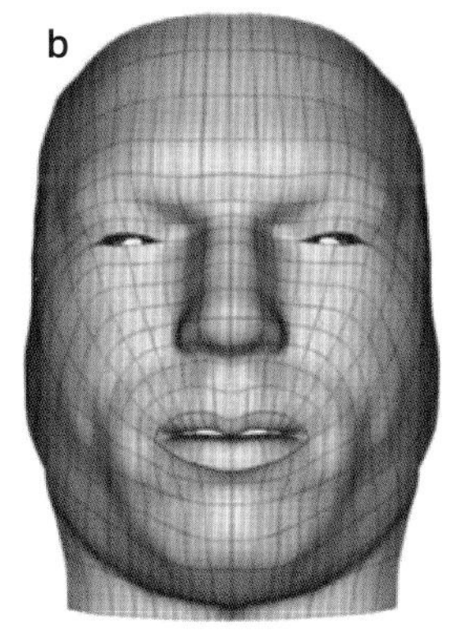

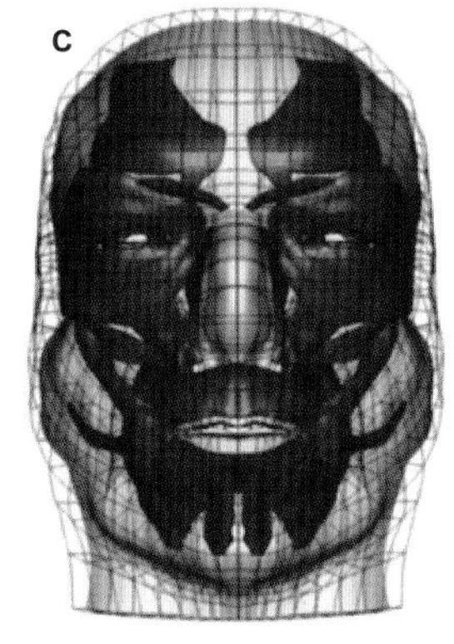

图 3.17　从标准人体图像数据导出的面部解剖学三维有限元网格。(a) 标准人体图像（冷冻切片）。(b) 面部的有限元网格。(c) 三维图形内部组织结构

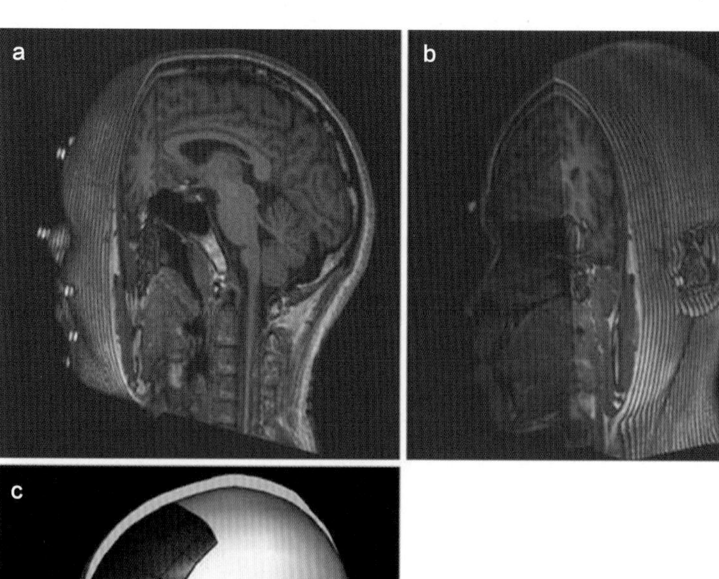

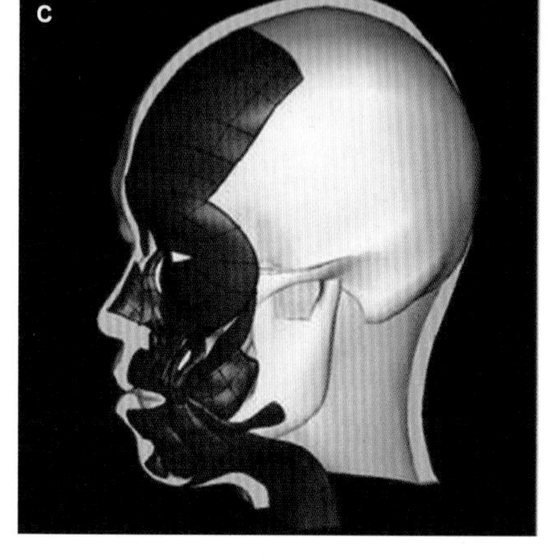

图 3.18 从男性志愿者的 MR 图像数据导出的面部解剖学三维有限元网格。(a、b) MR 图像剖面观。(c) 三维网格

理论上在确定个体肌肉的机械作用后，可以推断整个面部的变形情况。但是这种方法极为复杂，是极为复杂的数学运算。其难点之一是处理肌肉之间的相互接触和相互作用。据文献报道，在一项水下超声检查中，在激活状态下，相邻的表情肌协同作用而不是单独作用，并且在它们之间不显示任何相对运动 [14]。

此外，一个公认的事实是，大多数表浅表情肌与表浅肌肉腱膜系统（SMAS）相连。因此，为了便于计算，可以利用包含多个表情肌和其他软组织的具有所有结构和功能特性的单个三维结构体。该结构体将包含多个软组织结构的几何形状、纤维 / 肌束取向、组成性质和附着部位等内容。有兴趣的读者可以参考吴（Wu）等的著作 [15] 了解这种方法的细节（例如数学公式等）。

面部限制韧带和肌肉附着点及其位置需要正确地包含在单一结构体的几何结构中，以确保肌肉激活引起的变形在生理上是正确的。骨骼肌附着部位决定了位移特点或狄利克雷边界条件。面部组织的位移边界条件如图 3.22 所示。图 3.23 所示为面部限制韧带，其三维几何图形来自一位 56 岁男性志愿者在仰卧位时获得的 MR 图像数据。

在包含表情肌和限制韧带的表面软组织层深面是深部组织层。深层组织由咀嚼肌、唾

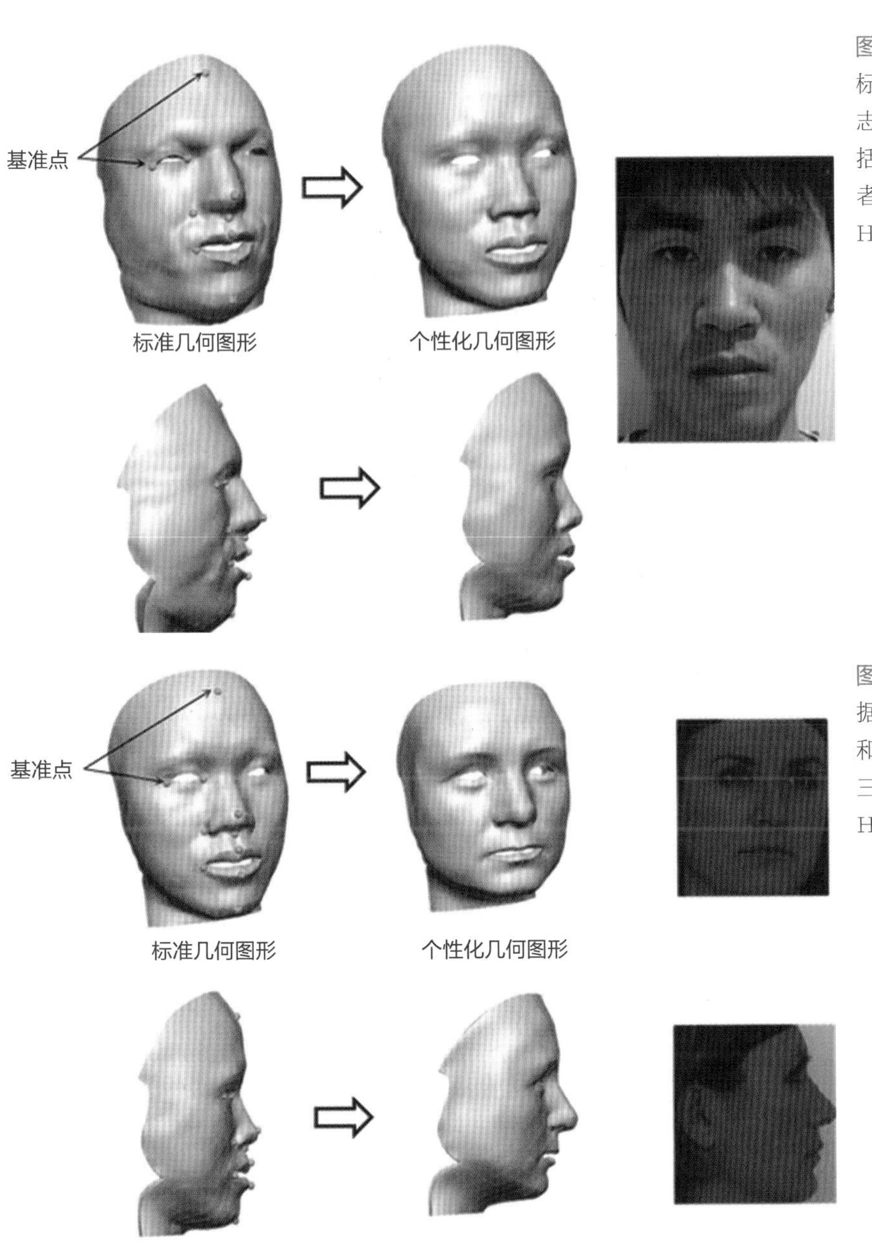

图 3.19　应用网格技术，根据标准面部几何图形创建的男性志愿者三维面部几何图形，包括标准的人体图像数据和志愿者的 MR 图像数据（改编自 Hung 等的论文 [1]）

图 3.20　应用网格技术，根据男性志愿者的面部几何图形和女性数据创建的女性志愿者三维面部几何图形（改编自 Hung 等的论文 [1]）

液腺和脂肪垫组成。表层结构可看成是连续性组织，其与深层组织之间必须有适当的间隔结构，以确保表层和深层之间不存在相互渗透。此外，为了防止上唇和下唇，以及上眼睑和下眼睑之间的相互影响，必须施加某些限制和约束。就浅层和深层结构相互作用而言，必须允许前者的某些区域在后者表面滑动。这种两个相互接触固体之间的相对位移称为接触性滑动（即一个物体滑过另一个物体并且它们之间没有相互渗透）。其中，部分深层组织为骨性不可变形结构（如上颌骨和下颌骨），其余区域是可变形组织。图 3.24a 显示了需要施加接触限制的位置，以防止上唇和下唇，以及上眼睑和下眼睑之间的相互影响。表浅和深层组织之间的相互作用如图 3.24b 所示。

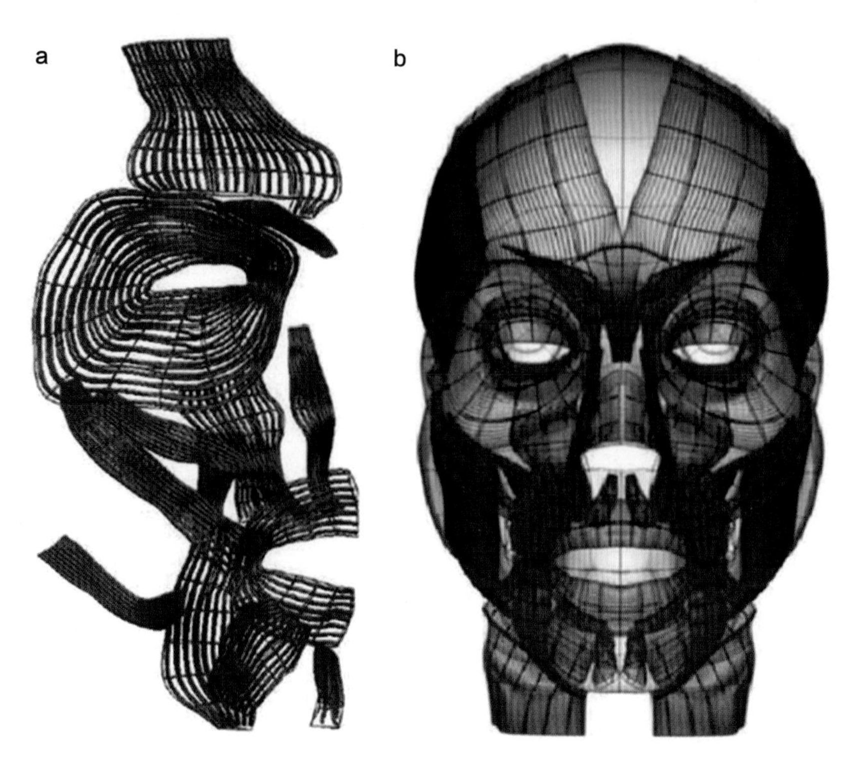

图 3.21 基于解剖学的面部三维几何结构的纤维排列。(a) 源自标准人体图像数据。(b) 源自男性志愿者 MR 图像数据

可以通过分析各种组织的结构特性来探讨整个面部的生物力学特点。人体面部是一个结构复杂的单元，包含几种具有不同组成性质的软组织类型。根据它们的组成特点，可以归纳为 3 种主要的软组织结构，分别是皮肤、皮下脂肪和肌肉。从机械强度角度来看，由多个亚层结构构成的皮肤是最硬的，而皮下脂肪对变形的抵抗力最小[18]。如果将面部软组织作为一个单独的连续体进行分析，其中包括所有的表情肌、皮下脂肪和皮肤，则必须尽可能准确地描述其异质性和方向依赖性。在生物力学分析中，材料异质性和方向依赖性是两个不同的特性。例如，在表浅肌肉腱膜系统中的两个肌肉可以具有相同的方向依赖性（例如沿相同的纤维方向），但与方向相关的系数可能不同。尽管如此，一旦组织层的几何形状被离散化并参数化，通过将这些作为空间变化的场变量处理，就可以有效地处理材料的异质性和方向依赖性。密斯瑞尔艾特恩（Mithraratne）等在著作中描述了如何用数学方法处理面部结构中的异质性[19]。

4. 面部表情模拟

在解剖学上，精确的面部几何形状包含了基本的生物力学特征（包括纤维方向、适

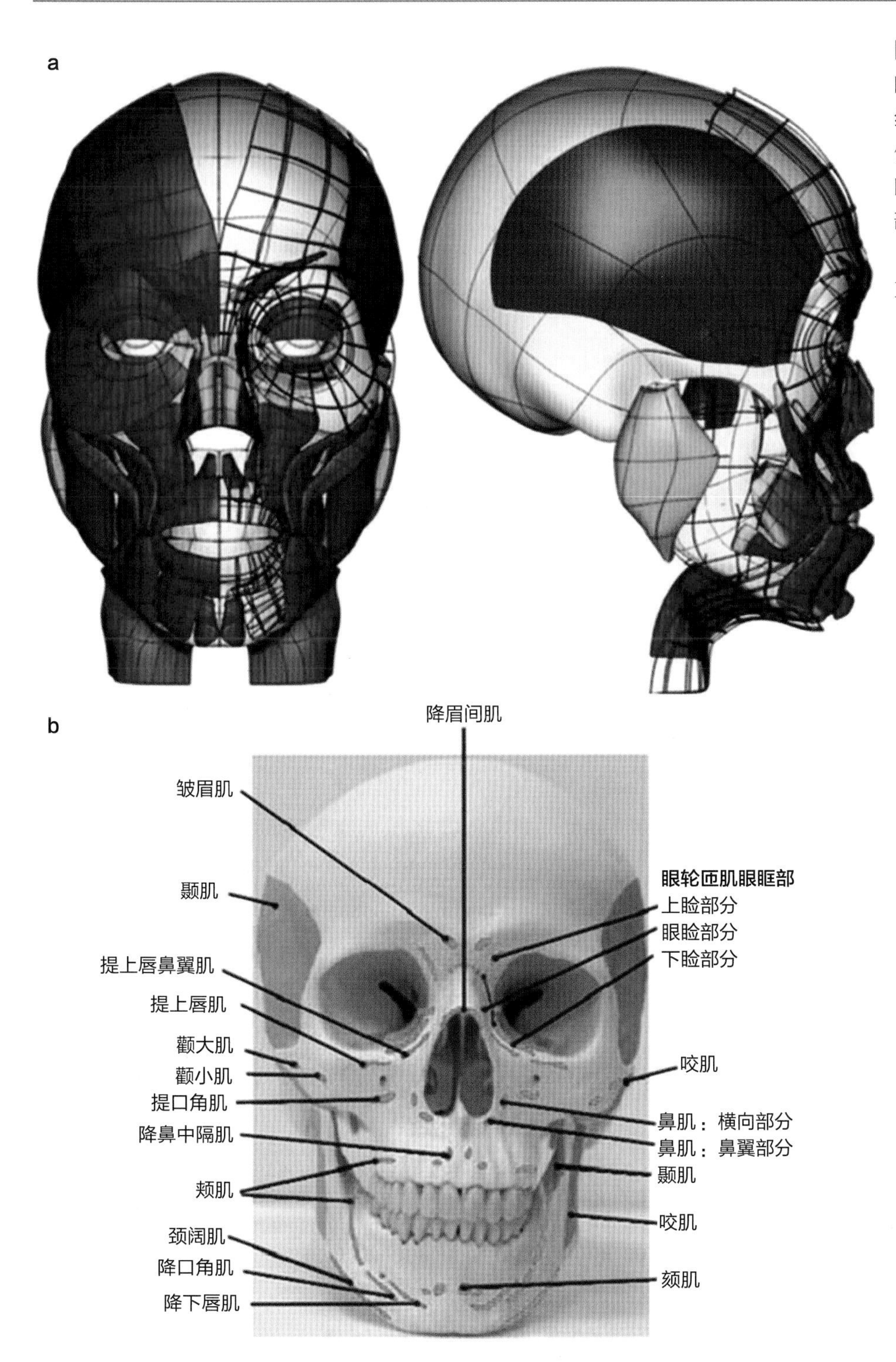

图3.22　组织连续体的位移边界条件。(a)红色表示肌肉附着点/位置（改编自Wu等的论文[16]）。(b）面部肌肉附着区（改编自Prendagast等的论文[17]）

当的结构特性、边界条件和限制条件等），在满足基本物理定律的负载作用下肌肉被激活，发生变形，对于此过程可以进行离散化和参数化，并建立生物力学计算模型。这样的计算模型可以成为一个有效的工具，以更深入地了解面部组织结构和功能的相互作用。在应用模型之前必须测试该模型预测三维人体面部力学特性的能力，此过程称为模型验证。通常

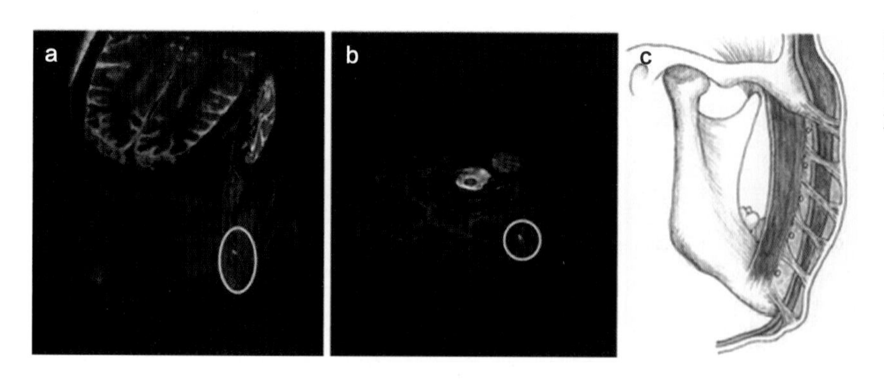

图 3.23 限制韧带。(a) 矢状面观。(b) 水平面观。(c) 示意图

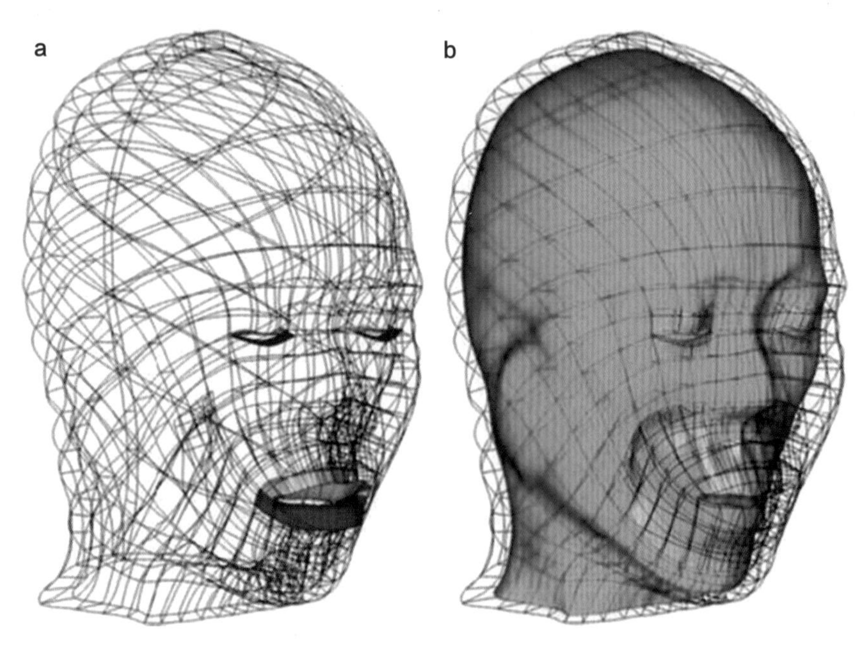

图 3.24 限制关系。(a) 口唇和眼睑。(b) 浅筋膜和深层结构。绿色（滑动且无渗透），金色（仅无渗透）（改编自 Wu 等的论文 [16]）

是在控制一定条件下获得实验数据以进行验证。Wu 等 [16, 20] 应用光扫描的方法分析了基于解剖学的人体面部三维生物力学计算模型与测量数据在 4 种表情下的一致性，包括闭口微笑、张口微笑、悲伤和恐惧。图 3.25 显示了 4 种表情下实测数据与生物力学模型预测数据的对比结果。

计算模型经过实验数据验证后，可以用于多种情况下的研究和分析。柴巴那斯（Chabanas）和佩恩（Payan）[21] 开发了三维生物力学有限元计算模型，并将该模型应用于整形和颌面外科手术设计与模拟过程之中，其目的是预测患者面部整形过程中重新定位的上、下颌骨的位置和形态。

该模型可以为外科医生提供一种工具来制订上颌骨和下颌骨的截骨计划。基本方法是应用计算机断层扫描（CT）图像构建患者个体化三维几何结构，并应用模型预测两项内容：①骨组织重新定位后软组织被动变形所导致的面部外观变化；②肌肉运动后面部

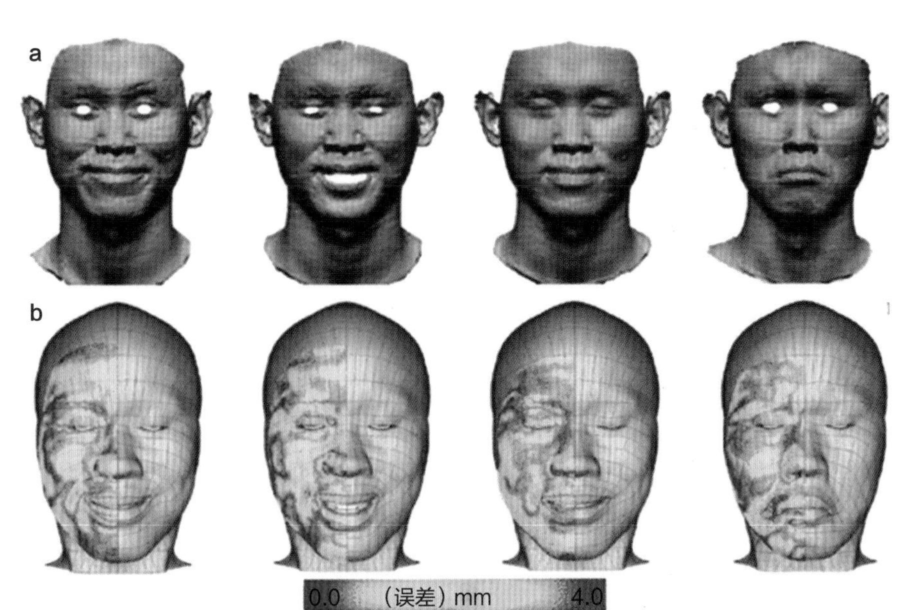

图 3.25　模型预测数据与实测数据的对比分析。(a) 为应用光扫描技术获得的三维表面数据。(b) 为应用生物力学模型获得的预测结果，两者误差小于预测值（改编自 Wu 等的论文 [16]）

的主动变形情况。

本章所讨论的表情肌变形的三维生物力学模型可以用来模拟和分析下一章中所涉及的面部除皱术中矢量与轮廓变化的关系问题。例如，可以分析重新定位后的表情肌对于面部静态（中性）和动态（变形后）外观的影响。在三维研究中常用的术语“矢量”，表示组织变形的方向；“轮廓”，表示面部软组织复合物的形状。这两个变量常用来衡量组织变形的方向和程度，在面部整形过程中由面部软组织的结构和功能所决定。

图 3.26 和图 3.27 显示了由 Wu 等报道的在各种表情下不同表情肌主动收缩后的模拟变形结果 [16, 21]。与图 3.26 相对应的面部表情肌激活水平数据见表 3.1。

表 3.1　与图 3.26 相对应的面部表情肌激活水平数据

面部表情	肌肉激活水平
喜悦	颊肌（α=0.5），降下唇肌（α=0.1），提口角肌（α=1.0），眼轮匝肌（α=0.1），笑肌（α=0.1），颧大肌（α=1.0），颧小肌（α=1.0）
悲伤	皱眉肌（α=1.0），降口角肌（α=1.0），额肌（α=0.1），颊肌（α=0.3），笑肌（α=1.0）
咆哮	皱眉肌（α=1.0），降口角肌（α=0.4），降眉肌（α=1.0），上睑提肌（α=1.0），提上唇鼻翼肌（α=1.0），降眉间肌（α=0.2）
亲吻	眼轮匝肌（α=0.3），口轮匝肌（α=1.0）

尽管从临床角度来看，经验证的生物力学计算模型是一种有效的工具，但是其主要缺点是计算成本高，解决模型方程所花费的时间长，特别是组织经历非线性变形时更是如此。而由于表情肌相对柔顺，因此在大多数情况下，均表现出非线性的应力 - 应变关系

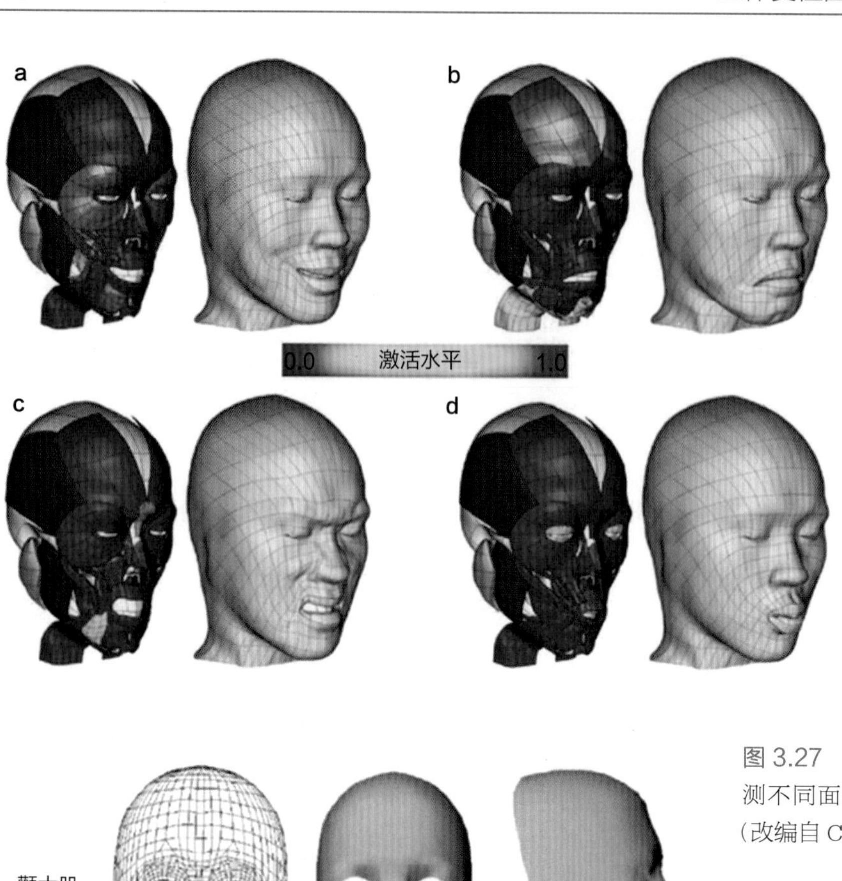

图 3.26 应用面部表情肌生物力学模型预测不同面部表情下肌肉的主动收缩情况。表情肌颜色表示肌肉激活水平，蓝色为 0，红色为 1。(a) 喜悦（微笑)。(b) 悲伤。(c) 咆哮。(d) 亲吻（改编自 Wu 等的论文[16]）

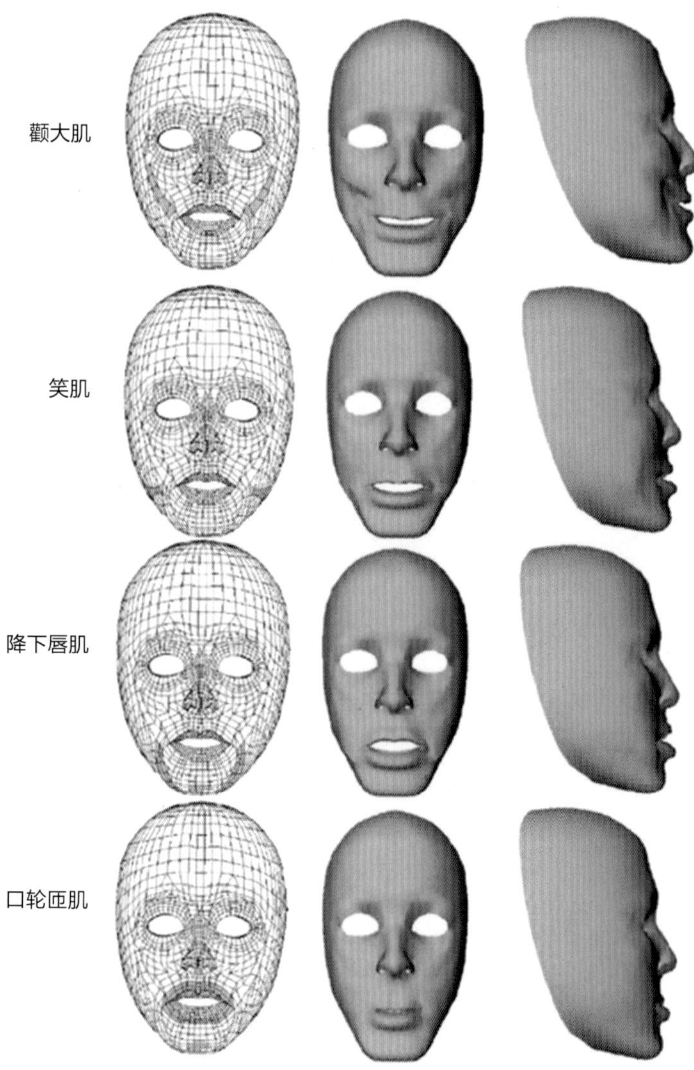

图 3.27 应用表情肌生物力学模型预测不同面部表情下肌肉的主动收缩情况（改编自 Chabanas 和 Payan 的论文[21]）

特性。此外，由于组织的表层和深层之间的相互作用通常也是非线性的，因此需要求解几个高度非线性的方程。

使用高端台式计算机对这种模型进行模拟可能需要 2h 以上。因此，如果要将该模型用于预测多个假设情景，那么可以需要花费数百个小时。此外，对于大量模拟结果的分析也是一项非常耗时的烦琐工作。

同时，经验证的计算模型可用于生成模拟结果的数值数据。这一过程类似于在实验室中进行实验，并获取实验数据。理论上，模型可用于生成无数个场景的数值数据。从计算模型获得的数值数据可以分为输入和输出两组。输入的数据为未变形面部的三维几何形状（经离散化和参数化）的自由度、空间坐标、每个肌肉的激活水平等。输出的数据为变形后的空间坐标。使用计算模型可以生成数万个输入和输出数据。利用这些数据，可以制作多输入 / 多输出统计模型。这种类型的数学模型被称为元模型，它是原始计算上复杂数学模型的简化版。原始模型（如面部的非线性生物力学模型）是基于物理的计算模型，由非线性微积分和代数方程组成。另一方面，元模型是代数模型，其参数是通过求解线性方程组后得到的。一旦确定了参数，对于给定的输入数据（例如肌肉活动水平）就可以非常快速地获得变形状态数据 [通常以秒（s）为单位]。

有许多方法可用于从数值或实验数据构建多变量元模型。每种方法都有其自身的优点和缺陷，具体取决于数据的性质。Wu 等开发了偏最小二乘回归元模型，实现了较为准确的面部表情生物力学模型分析 [19] 得到的面部表情。图 3.28 显示了两种模型的分析结果以及元模型相对于生物力学模型预测的误差。

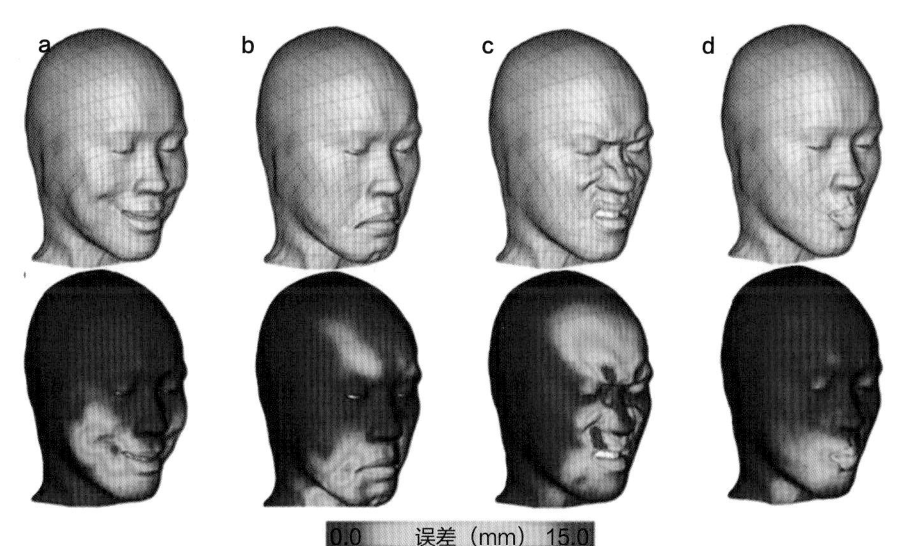

图 3.28　分别使用基于物理的生物力学模型和元模型对不同表情下表情肌主动收缩状况的预测比较。(a) 喜悦（微笑)。(b) 悲伤。(c) 咆哮。(d) 亲吻（改编自 Wu 等的论文 [22]）

5. 小结

本章详细讨论了面部表情肌的生物力学特点，并从力学角度研究了这些单元的结构和功能方面的数学公式。面部软组织的结构和功能特性在本书第 4 章所介绍的保持矢量与轮廓一致性的面部整形手术中起着重要作用，它们将决定手术后面部在静态（静止）和动态（微笑、恐惧等）下的形态和外观。传统上，这些组织是从二维角度来观察的。三维面部的二维视图倾向于忽略其体积，并将面部视为扁平物体，其结果可能导致不协调的面部提升效果。由于大多数表情肌止点位于面部各平面的“移行区”或“柱状结构区”（详见第 2 章），因此不正确的操作将导致面部三维形状的破坏。同时，兼顾矢量和轮廓的正确操作将在 3 个维度上正确地恢复表情肌位置和维度，从而使面部具有坚实、饱满和年轻的外观（第 2 章）。为了进行正确的面部整形，外科医生必须熟悉三维解剖结构。同时，对于结构和功能较为复杂的面部进行正确的手术操作以确保矢量和轮廓一致的结果有较大的难度。为此，基于面部解剖学和生物力学模型或其元模型是一种有价值的临床辅助工具，将有助于外科医生合理地设计手术方案。由于元模型明显快于生物力学模型，并且在标准台式机上运行相对容易，因此将是临床应用时较好的选择。但是，仍然需要经过验证的生物力学模型来生成元模型数据。

参考文献

[1] Hung APL, Wu T, Hunter P, Mithraratne K (2015) A framework for generating anatomically detailed subject-specific human facial models for biomechanical simulations. Vis Comput 31(5):527 – 539.

[2] Schuenke M, Schulte E, Schumacher U, Ross L, Lamperti E, Voll M (2010) Head and neuroanatomy. Thieme Medical Publishers, New York, NY.

[3] Aston J, Steinbrech D, Walden J (2009) Aesthetic plastic surgery. Elsevier Health Sciences, Amsterdam.

[4] Hunter PJ (1995) Myocardial constitutive laws for continuum mechanics models of the heart. In: Sideman S, Beyer R (eds) Molecular and subcellular cardiology. Plenum Press, New York, NY, pp 303 – 318.

[5] Abbott BC, Baskin RJ (1962) Volume changes in frog muscle during contraction. J Physiol 161:379 – 391.

[6] Reddy JN (2005) An introduction to the finite element method, 3rd edn. McGraw Hill, New York, NY.

[7] Ackerman MJ (1998) The visible human project. Proc IEEE 86:504 – 511.

[8] Bradley CP, Pullan AJ, Hunter PJ (1997) Geometric modelling of the human torso using cubic hermite elements. Ann Biomed Eng 25:96 – 111.

[9] Fernandez JW, Tawhai MH, Mithraratne P, Thrupp SF, Hunter PJ (2004) Anatomically based geometric modelling of the musculo-skeletal system and other organs. Biomech Model Mechanobiol 2:139 – 155.

[10] Mithraratne K, Hunter PJ (2006) Customisation of anatomically based musculoskeletal structures. In: Proceedings of the ICMMB-15, Singapore, 6 – 8 December 2006, pp 467 – 470.

[11] Sederberg TW, Parry SR (1986) Free-form deformation of solid geometric models. ACM Comput Graph 20(4):151 - 160.
[12] Morgan DL, Claflin DR, Julian FJ (1991) Tension as a function of sarcomere length and velocity of shortening in single skeletal muscle fibres of the frog. J Physiol 441:719 - 732.
[13] Savran A, Alyüz N, Dibekliöglu H, Çeliktutan O, Gökberk B, Akarun L (2008) Bosphorus database for 3D face analysis. In: The First COST 2101 Workshop on Biometrics and Identity Management (BIOID 2008). Roskilde University, Denmark, pp 7 - 9.
[14] Wu T, Mithraratne K, Sagar M, Hunter PJ (2010) Characterizing facial tissue sliding using ultrasonography. In: Lim CT, Goh JCH (eds) 6th World Congress of Biomechanics, IFMBE Proceedings, vol 31, pp 1566 - 1569.
[15] Wu T, Hung AP-L, Hunter PJ, Mithraratne K (2013) Modelling facial expressions: a framework for simulating nonlinear soft tissue deformations using embedded 3D muscles. Finite Elem Anal Design 76:63 - 70.
[16] Wu T, Hung A, Mithraratne K (2014) Generating facial expressions using an anatomically accurate biomechanical Model. IEEE Trans Vis Comput Graph 20(11):1519 - 1529.
[17] Prendagast PM (2012) Anatomy of the face and neck. In: Shiffman MA, Di Giuseppe A (eds) Cosmetic surgery - art and techniques. Springer, Berlin, pp 29 - 45.
[18] Hung A, Mithraratne K, Sagar M (2009) Multilayer soft tissue continuum model: towards realistic simulation of facial expressions. World Acad Sci Eng Tech 54:134 - 138.
[19] Mithraratne K, Hung A, Sagar M, Hunter PJ (2010) An efficient heterogeneous continuum model to simulate active contraction of facial soft tissue structures. IFMBE Proc 31:1024 - 1027.
[20] Wu T, Hunter PJ, Mithraratne K (2013) Simulating and validating facial expressions using an anatomically accurate biomechanical model derived from MRI data: towards fast and realistic generation of animated characters, GRAPP 2013. In: Proceedings of the International Conference on Computer Graphics Theory and Applications and International Conference on Information Visualization Theory and Applications, Barcelona, Spain, pp 267 - 272.
[21] Chabanas M, Payan Y (2000) A 3D finite element model of the human face for simulation in plastic and maxilla-facial surgery. In: Delp SL, DiGioia AM, Jaramaz B (eds) MICCAI 2000. Springer, Berlin, pp 1068 - 1075.
[22] Wu T, Martens H, Hunter P, Mithraratne K (2014) Emulating facial biomechanics using multivariate partial least squares surrogate models. Int J Num Methods Biomed Eng 30(11): 1103 - 1120.

第 4 章

手术方法

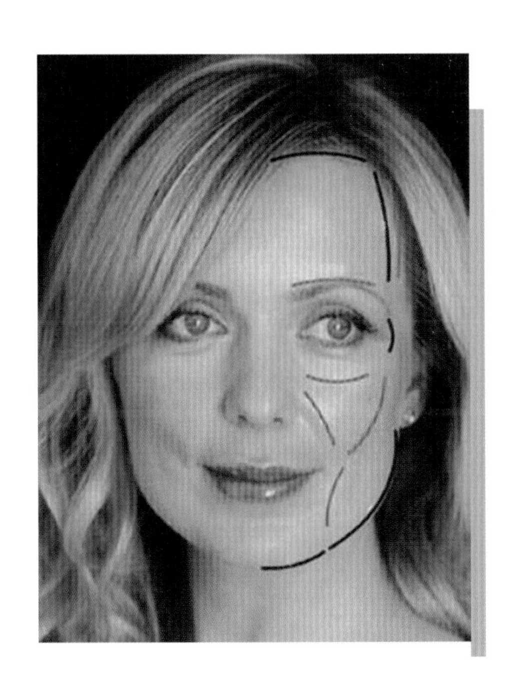

1. 概述

老化的面部特征之一是皮肤和软组织松弛，尤其是在颈部前方出现两条垂直向走行的松弛的条索。老化的具体表现包括不断加重的睑部下垂、下睑颊沟、鼻唇沟、木偶纹、双下巴、颈阔肌条索和变钝的颌颈角（图 4.1）。

这些老化的表现是由中面部和下面部韧带和纤维隔组成的支撑系统决定的。该支撑系统由位于中 / 下面部复合体的顶部和底部的两排水平的韧带和纤维隔，以及面部正面和侧面交界处的一排韧带和纤维隔（咬肌韧带和纤维隔）所组成（图 4.2）。

在年轻的状态下，这些致密的韧带和纤维隔发出纤维，穿过 SMAS 后，经过皮下软组织后，附着在真皮深层。这些软组织和脂肪被致密的纤维隔所包围（图 4.3 和图 4.4）。

这些致密的纤维隔和脂肪室系统存在一些薄弱点（图 4.3a 和图 4.4）。根据这些薄弱之处的变化，可以预测面容的变化。通过薄弱处可以预判老化面容的表现。下颌韧带、颈阔肌耳韧带和穿行其间的致密纤维是抵抗上方脂肪室向下方移位的有效屏障。在临床手术实践中，没有发现外上方颊脂肪室向下移位、延伸突出到下颌骨边缘下方的情况[1]。但是由于以上观点已被普遍接受，因此不做过多改动。

在老化的面部，韧带和纤维隔的止点与其起始点处于不同的水平。韧带和纤维隔变薄、拉长，导致止点下降至低于深部起始点的水平（图 4.5 和图 4.6）。

脂肪室容量减少，韧带和纤维隔变薄，导致脂肪室沿着支撑系统的较为薄弱的通道迁移下垂，形成常见的睑颊沟、鼻唇沟、木偶纹、双下巴和颈前部条索（图 4.6）。其矫正的方式如图 4.7 所示，灰色箭头显示老化的方向，绿色箭头显示面部提升术中上提的方向。

脂肪室容量减少，韧带和纤维隔变薄、拉长，导致上、下“悬挂用窗帘杆”样结构

本章电子版的在线版本（doi：10.1007 / 978-3-319-69090-2_4）包含补充材料，授权用户可以使用。

L.C.Y. Ho et al., The Congruent Facelift,
https://doi.org/10.1007/978-3-319-69090-2_4

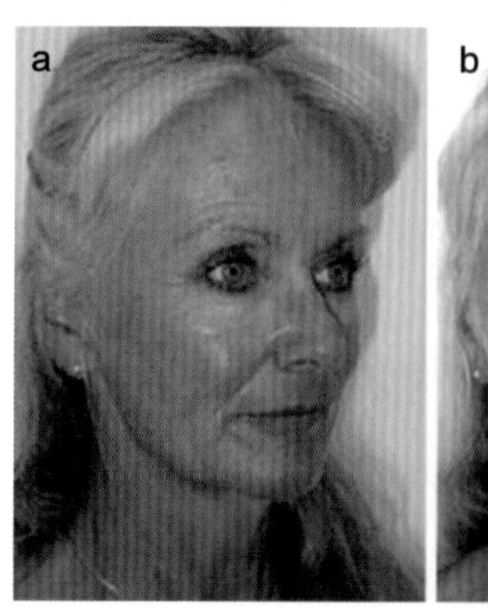

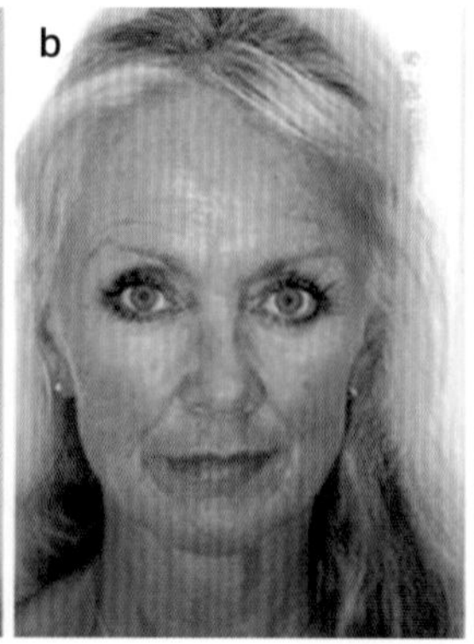

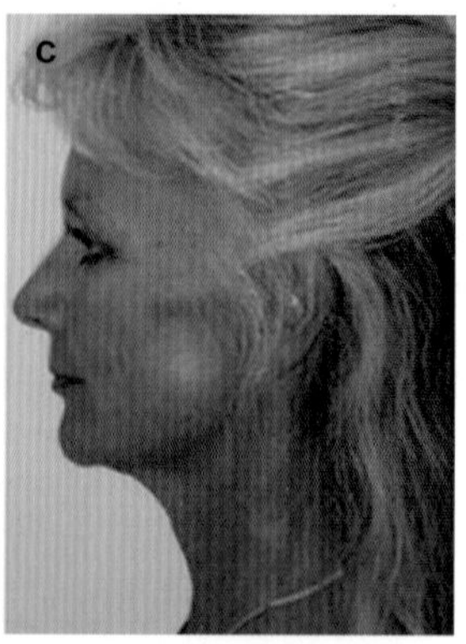

图 4.1 （a~c）老化的常见表现

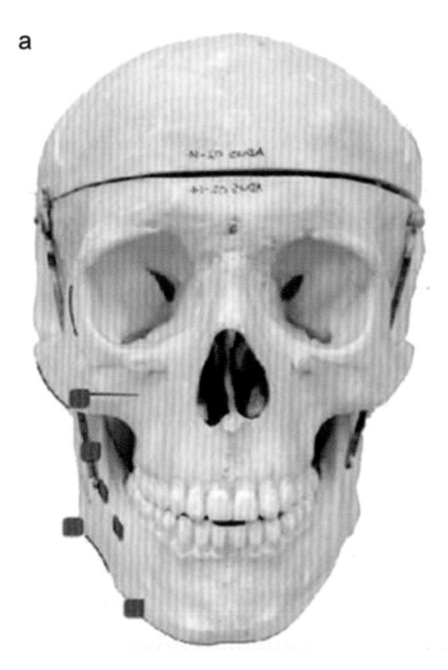

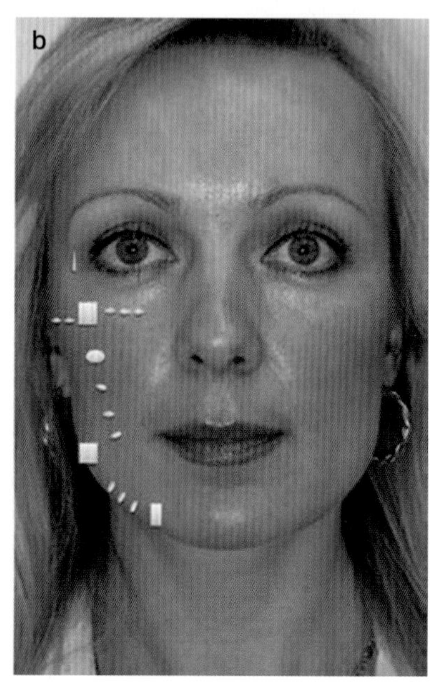

图 4.2 （a、b）中面部和下面部的韧带 / 纤维隔支撑系统

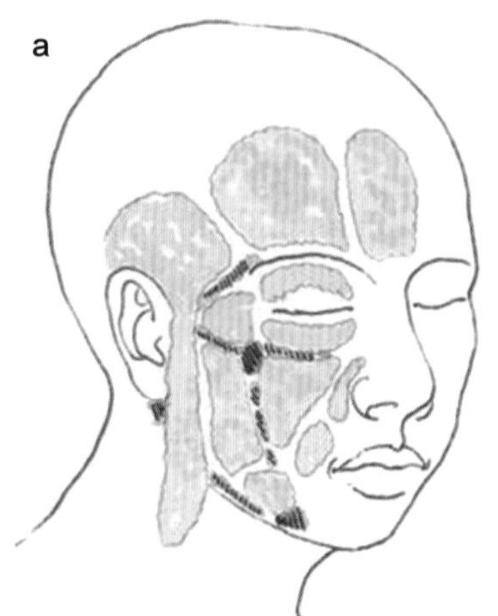

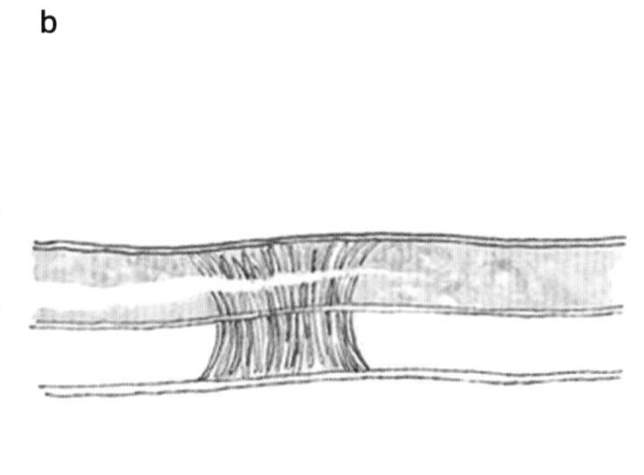

图 4.3 （a）面部脂肪室。（b）通过剖面图显示脂肪垫和韧带结构

的降低，这些变化导致位于其下方的颈部和面 – 颈交界区组织下降。

颈部松弛下垂，表现为有多余的皮肤和脂肪，伴有颈前部条索、颌颈角变钝和颈部变短粗（图 4.8）。

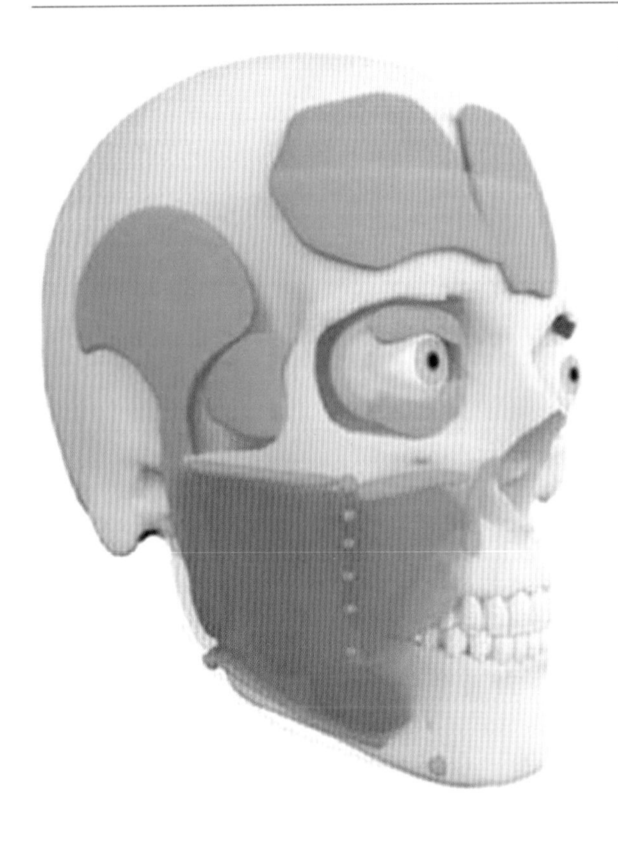

图 4.4　面部脂肪室结构（视频 4.1）

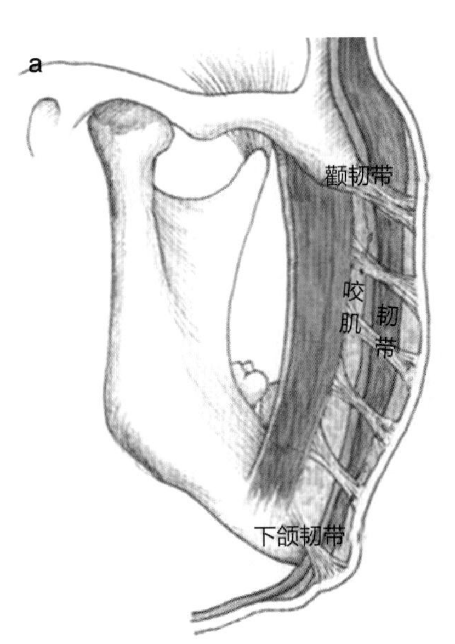

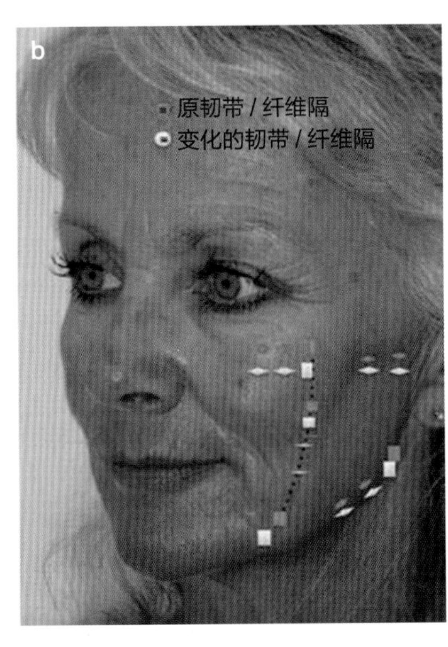

图 4.5　(a、b) 韧带和纤维隔变薄、拉长（视频 4.2）

由下颌韧带、纤维隔和颈阔肌耳韧带组成的低位水平“悬挂用窗帘杆”状结构下降，导致颈阔肌变短，因颈阔肌体积不变而变宽。由于颈阔肌与胸锁乳突肌后方有附着粘连的位置相对固定，因此其前缘向前移动。这种宽度的变化，因老化后的高张力而更加明显（图 4.9 源自维萨里解剖图）。其结果是导致肌肉边缘呈现条索状，类似于中上面部的眉间

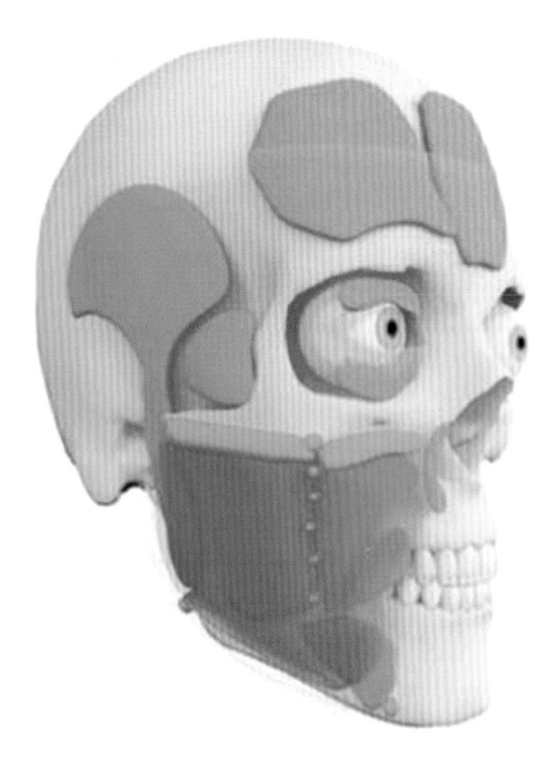

图 4.6 脂肪室和韧带下降（视频 4.3）

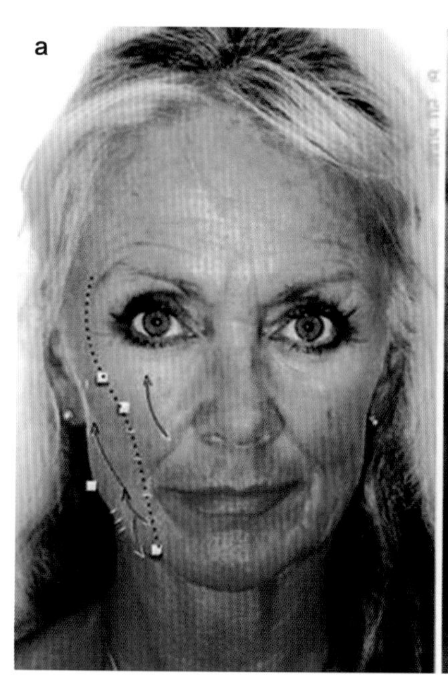

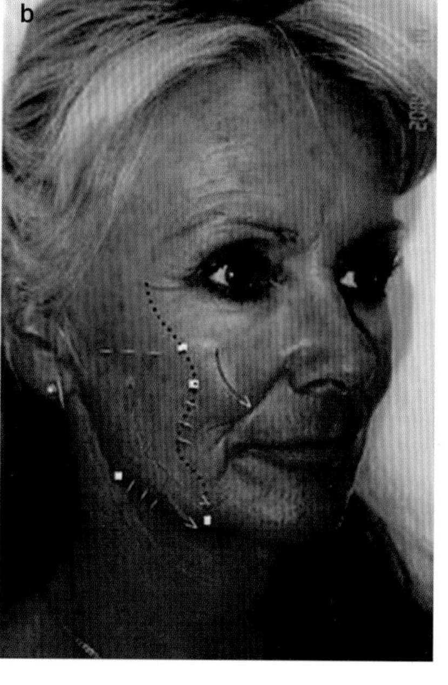

图 4.7 （a、b）因重力而下垂的脂肪室和皮肤。灰色箭头表示老化的方向，绿色箭头表示面部提升时需要上提的方向，目的是矫正下垂的表现

纹和鱼尾纹。

局部加重的倒“L”形颈阔肌条索，松弛多余的颏下皮肤和脂肪，深层增大的舌骨旁脂肪垫，是造成颌颈角变钝的局部内在原因（图 4.10 和图 4.11）。

颌颈角变钝的外在原因是下颌韧带、纤维隔和颈阔肌耳韧带“悬挂用窗帘杆”样结构的下降和疝出的颏下三角区组织向前移位。

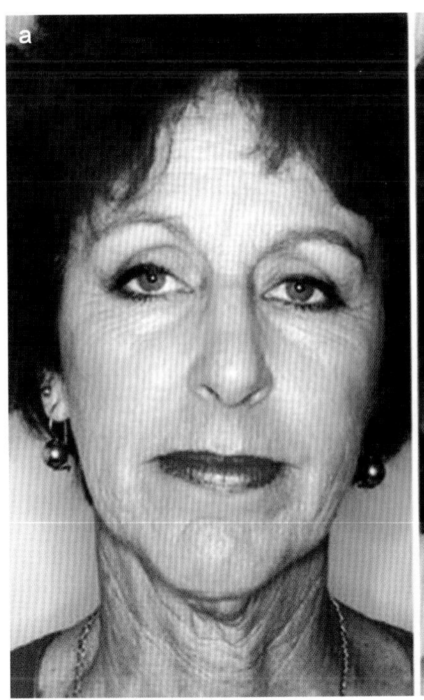

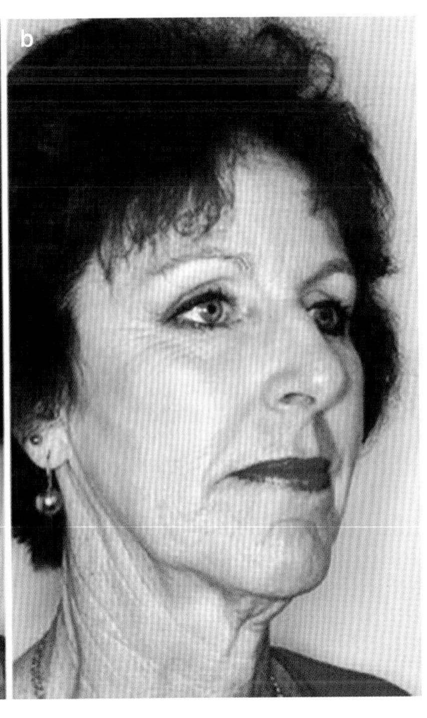

图 4.8　(a、b) 颈部老化的特征

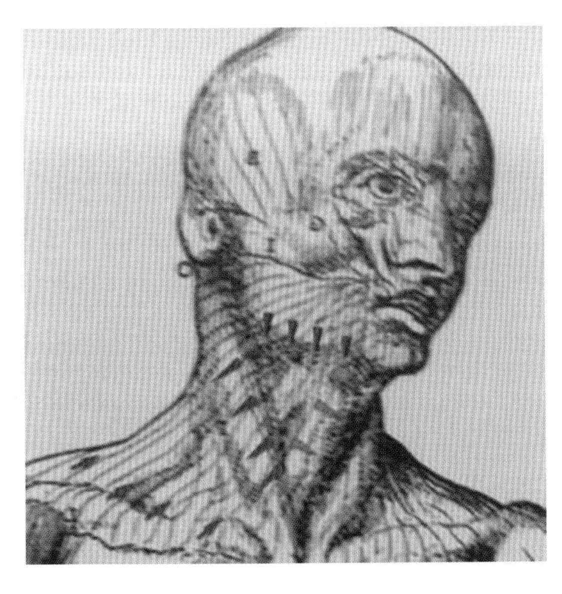

图 4.9　由维萨里（Vesalius）绘制的颈阔肌 / SMAS 解剖图（由 Jeremy Norman & Co., Inc 公司提供）

颈部增粗和变短是老化的另两个表现。其周长增加主要是由于出现颈阔肌条索和颈部柱状结构上方出现过多堆积的脂肪组织。其长度因颈阔肌条索的形成和颏下三角区组织的下降而缩短。

面 – 颈交界区在侧面是下颌下三角区，在前面是颏下三角区（图 4.12a、b）。其上界为下颌骨下缘，下界为二腹肌前腹和舌骨，后界为二腹肌后腹、下颌角和胸锁乳突肌沟上部。

面 – 颈交界区的底是颈阔肌。老化后的高张力导致这个肌肉隆起，下颌缘下方的清

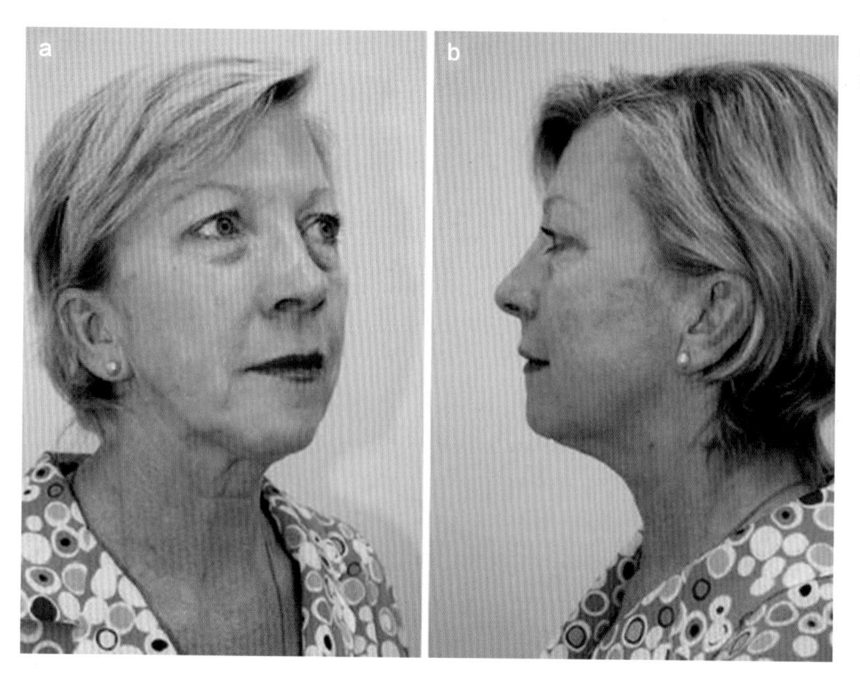

图 4.10 （a、b）颈部条索和变钝的颌颈角

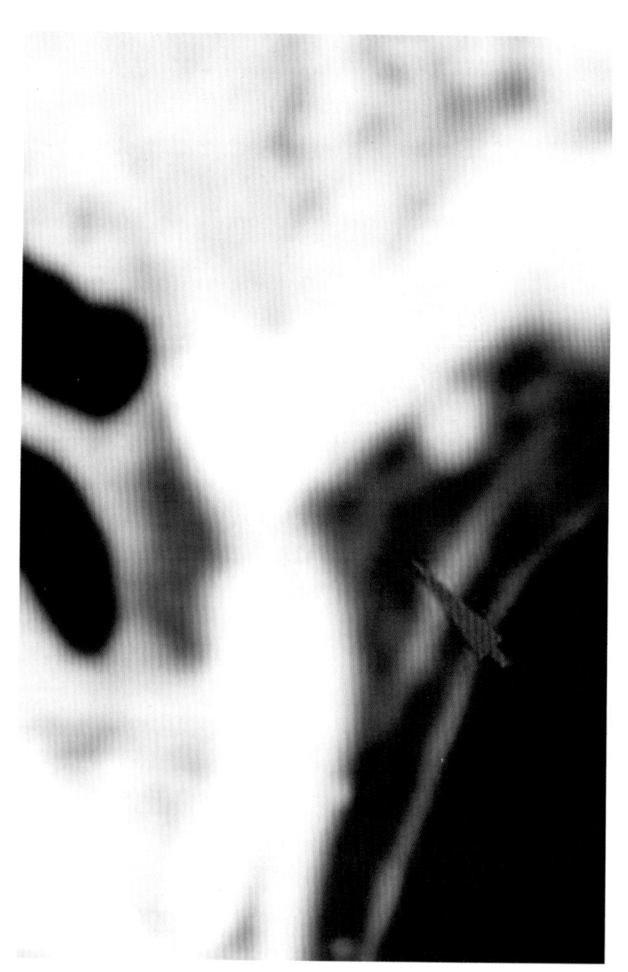

图 4.11 舌骨旁脂肪垫

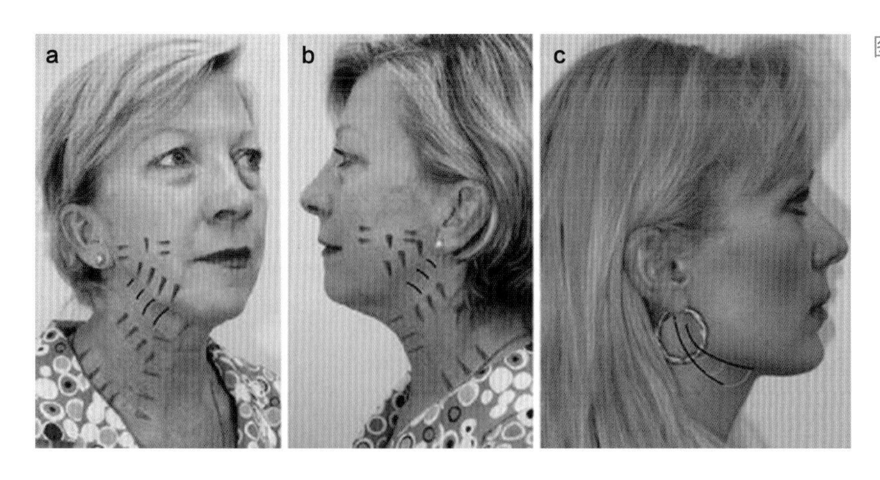

图 4.12　(a~c) 面 – 颈交界区

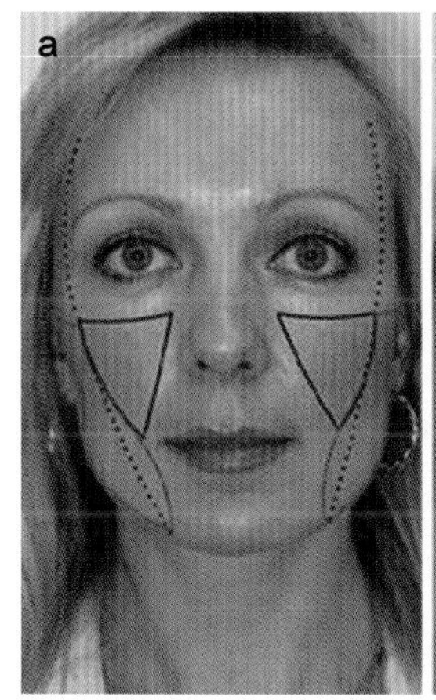

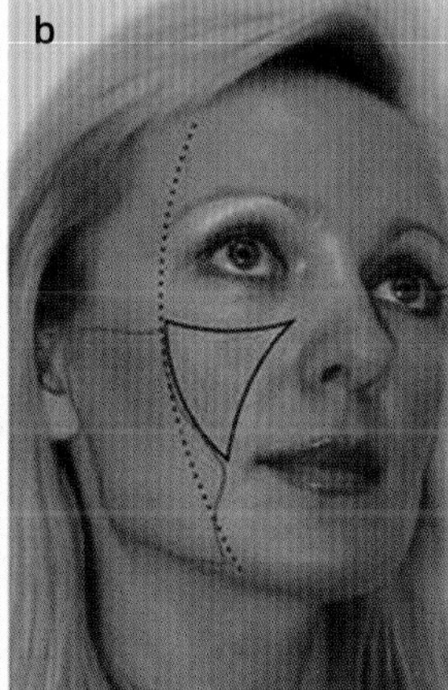

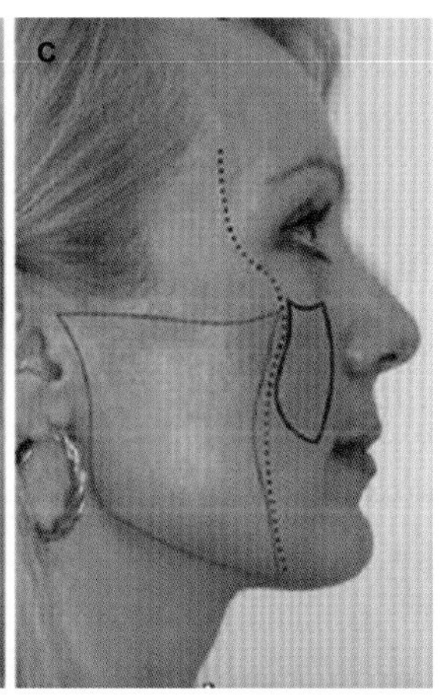

图 4.13　(a~c) 面部整体、主要平面和次级平面的三维轮廓外观

晰轮廓消失（图 4.12c）。

面 – 颈交界区是面颈部老化较为常见的区域，但是在临床上常常被忽视。内在结构的变化，面部上方结构的下降，加上下方颈部结构的共同作用，使老化特征明显。这些老化表现均可以通过适当上提固定的方法加以矫正。

有效的面部提升必须解决面部、颈部及其交界区的三维轮廓问题（图 4.13），其中面部的下半部分在正面和侧面都有旋转的变化，导致面部外观改变的特殊性（图 4.13）。有效地收紧和重塑下垂的软组织、脂肪室及其支持韧带和纤维隔结构，恢复年轻状态时的面部轮廓和各结构位置，并将其牢固地固定在适当的位置上，可以达到最佳且自然持久的效果，这就是立体复位面部除皱术的基本原理和目标。

2. 立体复位面部除皱术操作过程

2.1 术前准备

麻醉

立体复位面部除皱术一般在面部神经阻滞和基础麻醉下进行，需要麻醉医生配合完成。没有明显并发症的健康患者可以在手术后当天出院，必要时可以留院观察 1 天。

术前标记

术前标记需要在麻醉前完成。患者取直立位或坐位，设计皮肤切口，标记切除皮肤范围和形成耳前霍氏锦旗状皮瓣的范围，确定剥离范围和交界区（图 4.14）。

2.2 操作步骤

患者取仰卧位。在镇静麻醉下，行眶下神经、颏神经、耳前神经以及颈神经丛阻滞麻醉后，在双侧颞部、颧颊部、颏下区和上颈部的皮下层注入 Fournier 液，每侧注射 30mL。

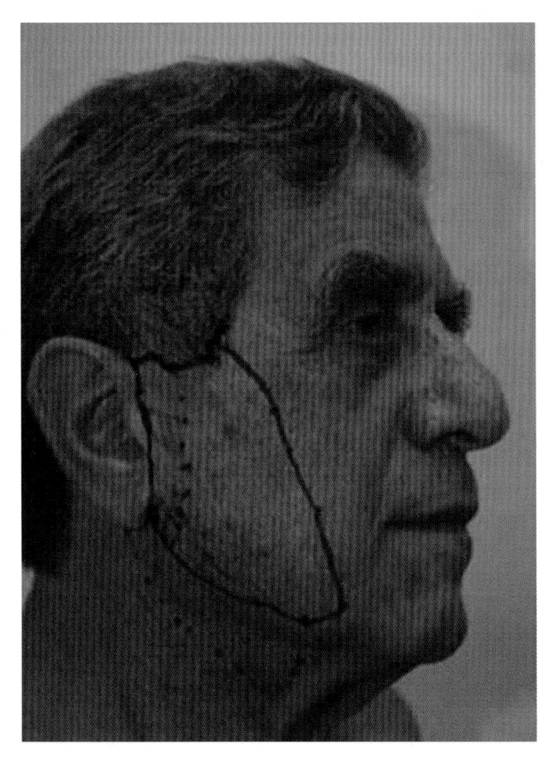

图 4.14　术前标记

将 Fournier 液注入颈部正中偏上区域，以便于完成吸脂术。之后应用注射器和吸脂管进行颏下吸脂术。需特别注意对于颈筋膜深层舌骨旁脂肪的处理，因为这一点对于形成良好的颌颈角和颏下等腰三角形非常重要。当需要在侧面进行吸脂时应特别小心，因为老年患者的颈部经常患有颈动脉粥样硬化。按设计在耳前切开形成垂直倒置的“L”形切口，并在耳前形成霍氏锦旗状真皮瓣，切开后去表皮（图 4.15 和图 4.16）。该皮瓣的头侧位于耳轮脚下方约 10mm 处，尾侧位于耳垂下方。

拟去除的皮肤量取决于冗余皮肤的估计量，应用本手术方法的实际皮肤切除量少于约瑟夫提出的除皱术，因为不仅仅是为了去皮，更是为了更好地实现面部提升。面颊部是在皮肤与 SMAS / 颈阔肌层之间分离，水平方向均匀地在皮下脂肪层锐性分离（图 4.3b），然后用湿盐水纱布拭子向面部平面交界处分离（图 4.17）。在颧韧带和上颌 – 颊部纤维隔

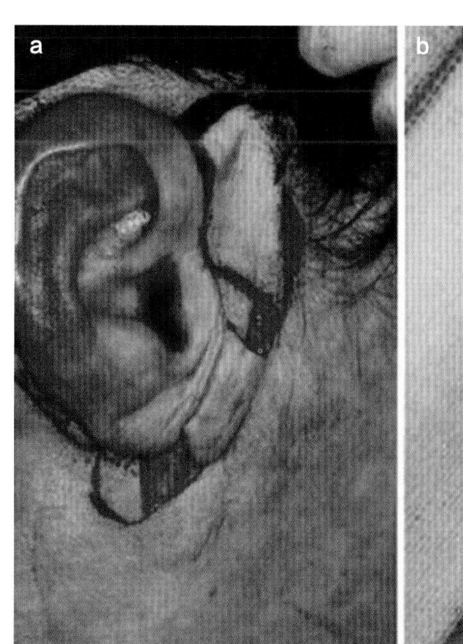

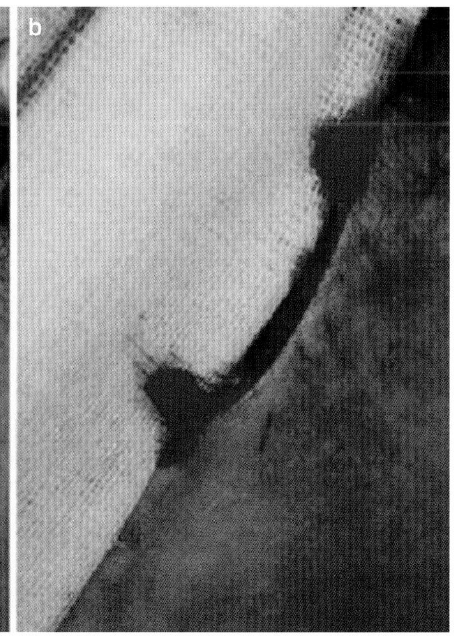

图 4.15　(a) 耳前霍氏锦旗状真皮瓣。(b) 切口

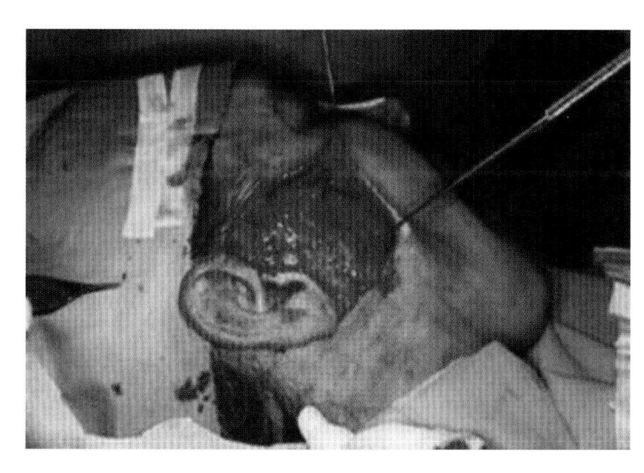

图 4.16　皮下分离

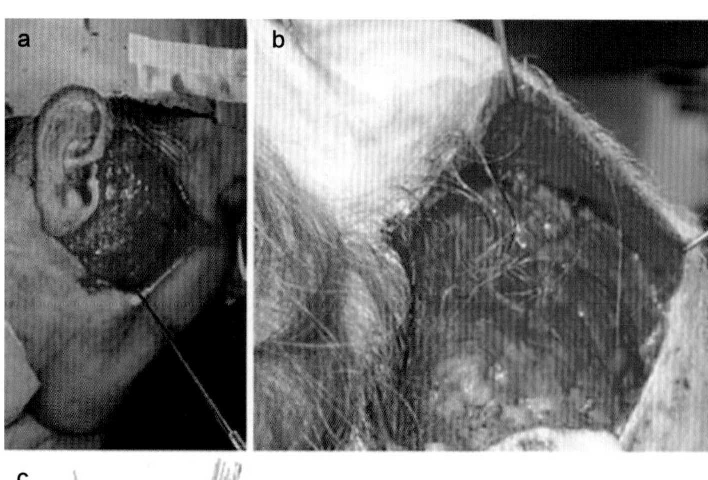

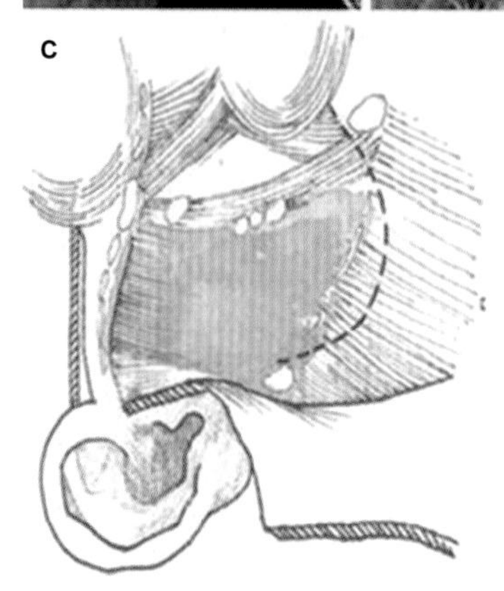

图 4.17 (a、b) 面颈部皮下分离的范围。(c) 带有韧带 / 纤维隔的分离后腔隙

的上方和咬肌韧带 / 纤维隔的内侧进行分离，注意保留上述结构，也要保留下颌韧带和颈阔肌耳韧带。当皮肤中、重度松弛或颈阔肌条索明显时，可以切开下颌韧带，并将颈部皮下分离延伸至舌骨水平。术中充分止血。

进行 4 个环形缝合，目的是面部轮廓收紧和塑形。缝合起始部是一个狭长的“U”形，之后是颊部环形缝合，可以改善颊部和鼻唇沟下垂 / 变形、双下巴、下颌线模糊和颈阔肌条索（图 4.18)。这些轮廓收紧是通过将与骨组织和深筋膜相连的皮肤韧带和纤维隔网缝合而实现的，并穿过了 SMAS 层[2]。当收紧和固定后，缝合线就像是塑身绳，压缩了相关的脂肪室，并将面部软组织结构提升到其原来年轻时的水平。前 3 个缝合环牢固地固定在颧弓上方坚韧的颞筋膜处，第 4 个缝合环将颈阔肌条索牢固地固定在乳突筋膜上。

之后进行一个狭长的“U”形荷包缝合（图 4.19)，缝合起自耳前切口线前方的颧弓上方，延伸到下颌角区，进入颈阔肌耳韧带，然后返回，最后收紧并固定到颞筋膜上。

应用 2.0 蒲里灵线（Prolene）进行环形缝合，并向上固定于颞筋膜上（图 4.20a、b)。应用霍氏缝合针可以轻松完成环形缝合（图 4.20c)。缝合时注意避开腮腺导管。

从耳前切口上方做颞部小切口，带线插入霍氏缝合针，向下、向前穿过颧韧带，然

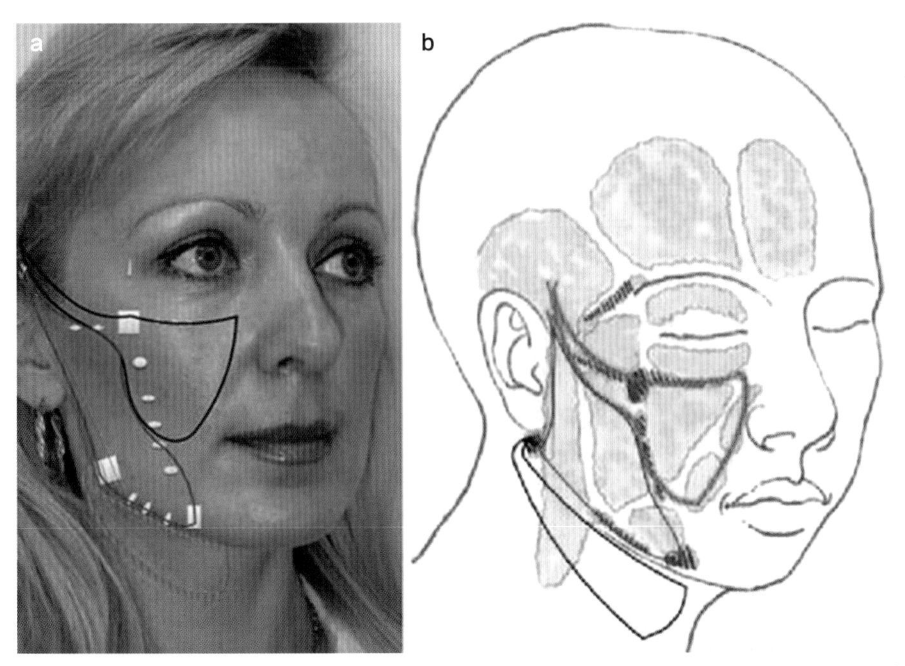

图 4.18 (a、b) 4 个轮廓收紧缝合

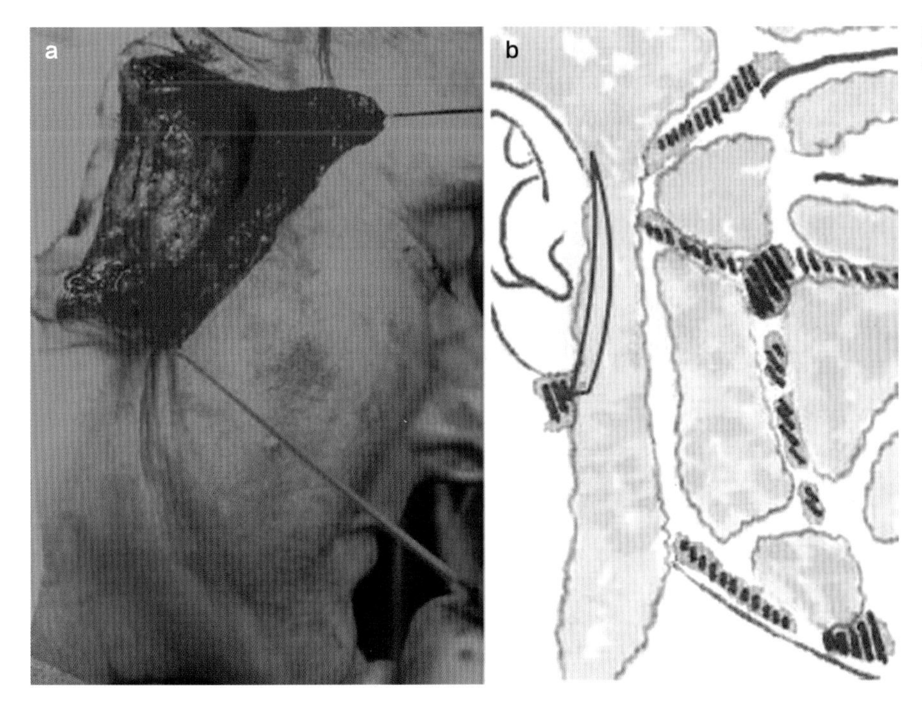

图 4.19 (a、b) 做狭长的“U”形荷包缝合

后穿过表面的皮肤（图 4.21）。

拉出缝合线，通过颞部切口退出缝合针，在上述皮肤穿刺口处重新穿线。然后将缝合针重新插入，穿过颊部的上部和内侧缘，从口腔内第二磨牙上方的黏膜处穿出（图 4.22 和图 4.23）。

拉出缝合线，退出缝合针，在口腔黏膜穿刺口处重新穿线，从口腔黏膜侧进针，在

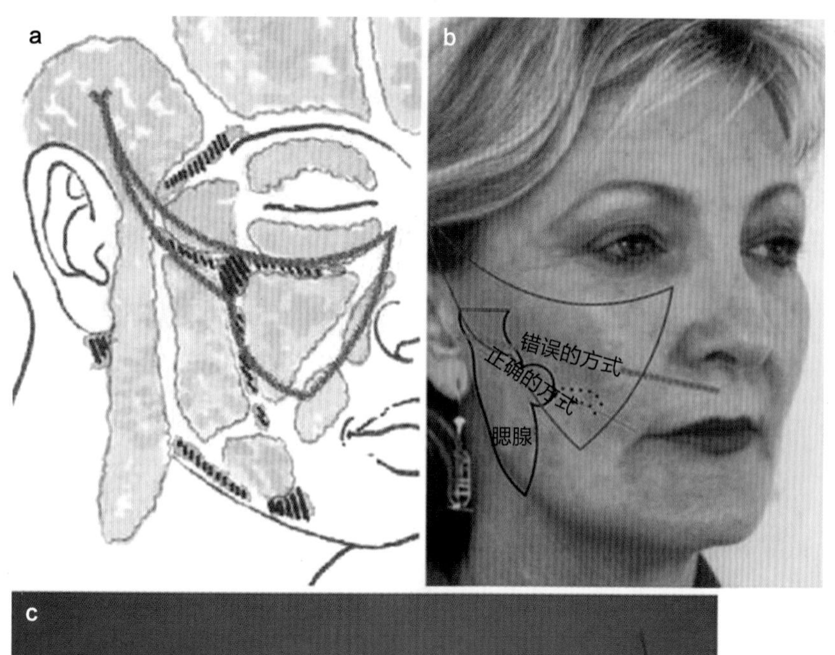

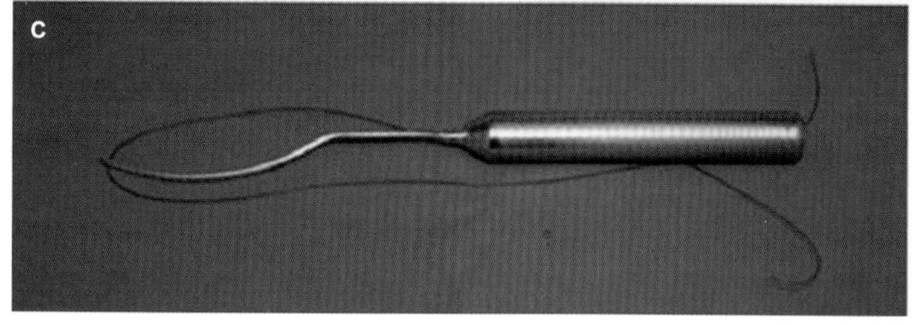

图 4.20 （a、b）颊部轮廓收紧缝合的范围。(c) 霍氏颊部缝合针（摘自 austramedex.com）

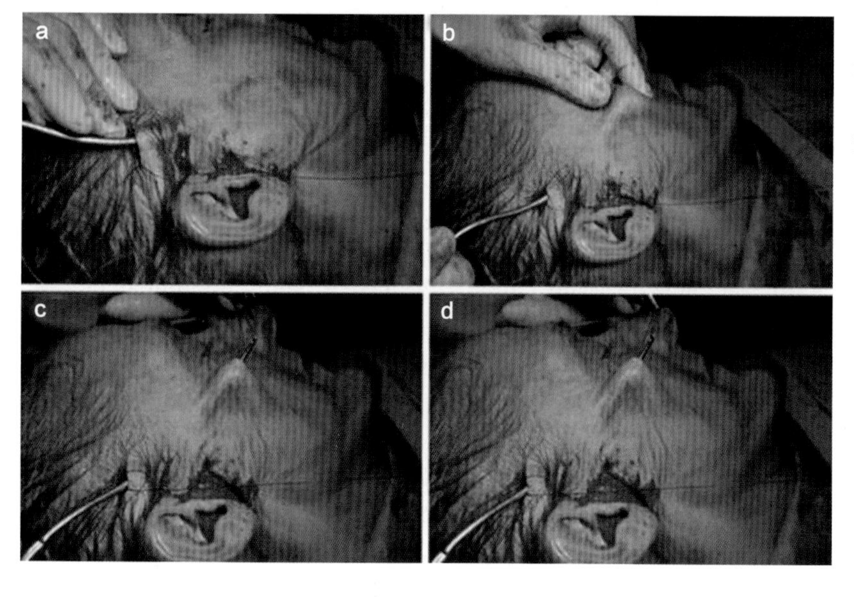

图 4.21 （a、b）由颞部小切口进针，从颊部出针。(c、d）拉出缝线，缝合针转向 90°，重新插入

颧韧带正下方的面部皮瓣深面软组织中出针。

按照穿线、进针、出针、拉出缝线、重新穿线和重新进针的方式重复 3 次，直到缝合至颞部小切口处完成环形缝合，并将缝线收紧、固定在致密的颞筋膜上。

第 3 个环形缝合呈菱形，起自颧弓上方的颞筋膜，经过 SMAS / 颈阔肌筋膜腱膜系统，

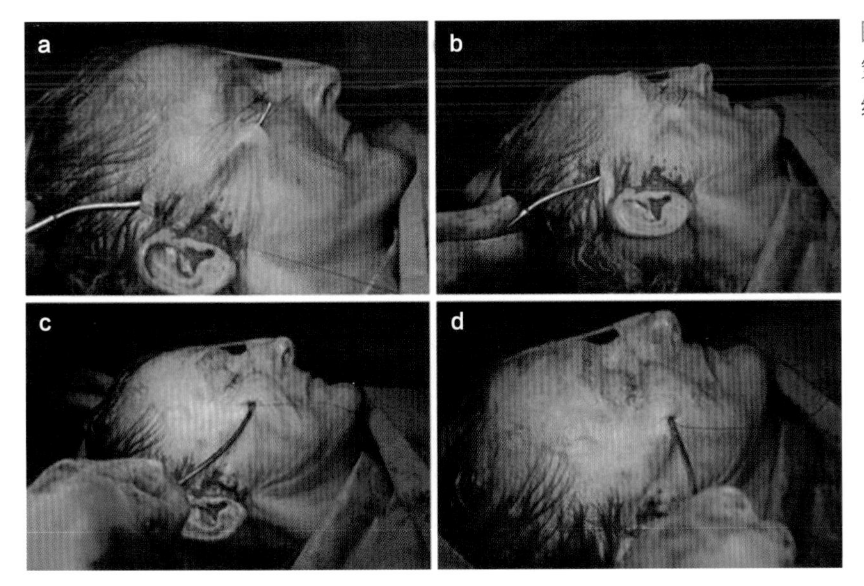

图 4.22 （a~d）缝合针经皮下穿出，拉出缝线，缝合针重新穿线，再次插入皮肤

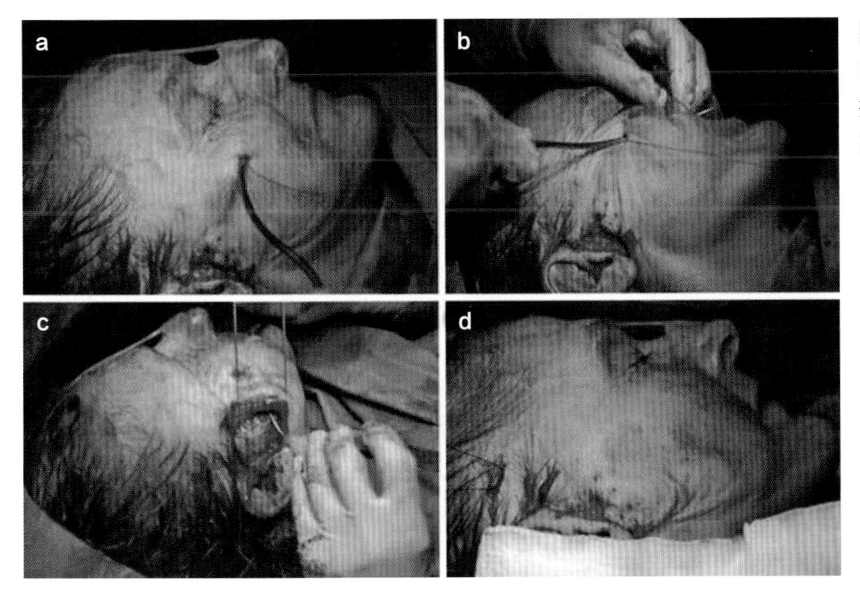

图 4.23 （a~d）针头露出，拉出缝线，退针后重新穿线，重新插入。重复这一过程，直到返回至颞部切口

向外达下颌升支，向下达下颌边缘，沿着咬肌和颊部侧面柱状移行区，向上过颧弓上方，收紧后在颞筋膜上固定（图 4.24）。

通过一个长的三角形环状缝合矫正突出的颈阔肌前缘，并将其牢固地固定在乳突筋膜上。缝合起始于下颌缘下方、乳突尖后面的乳突筋膜，经过颈阔肌条索边缘上部后方 2.5cm，然后回到乳突尖部筋膜，收紧后牢固固定（图 4.25）。采用滑结技术控制缝合张力，以便准确、对称地收紧面部表浅肌肉腱膜系统。最后，在完成了所有 4 个环形缝合后（图 4.26），估计需要切除的皮肤量。

面部皮瓣复位，主要向头侧牵拉面部皮瓣，修剪多余的皮肤。将下方锦旗状真皮瓣

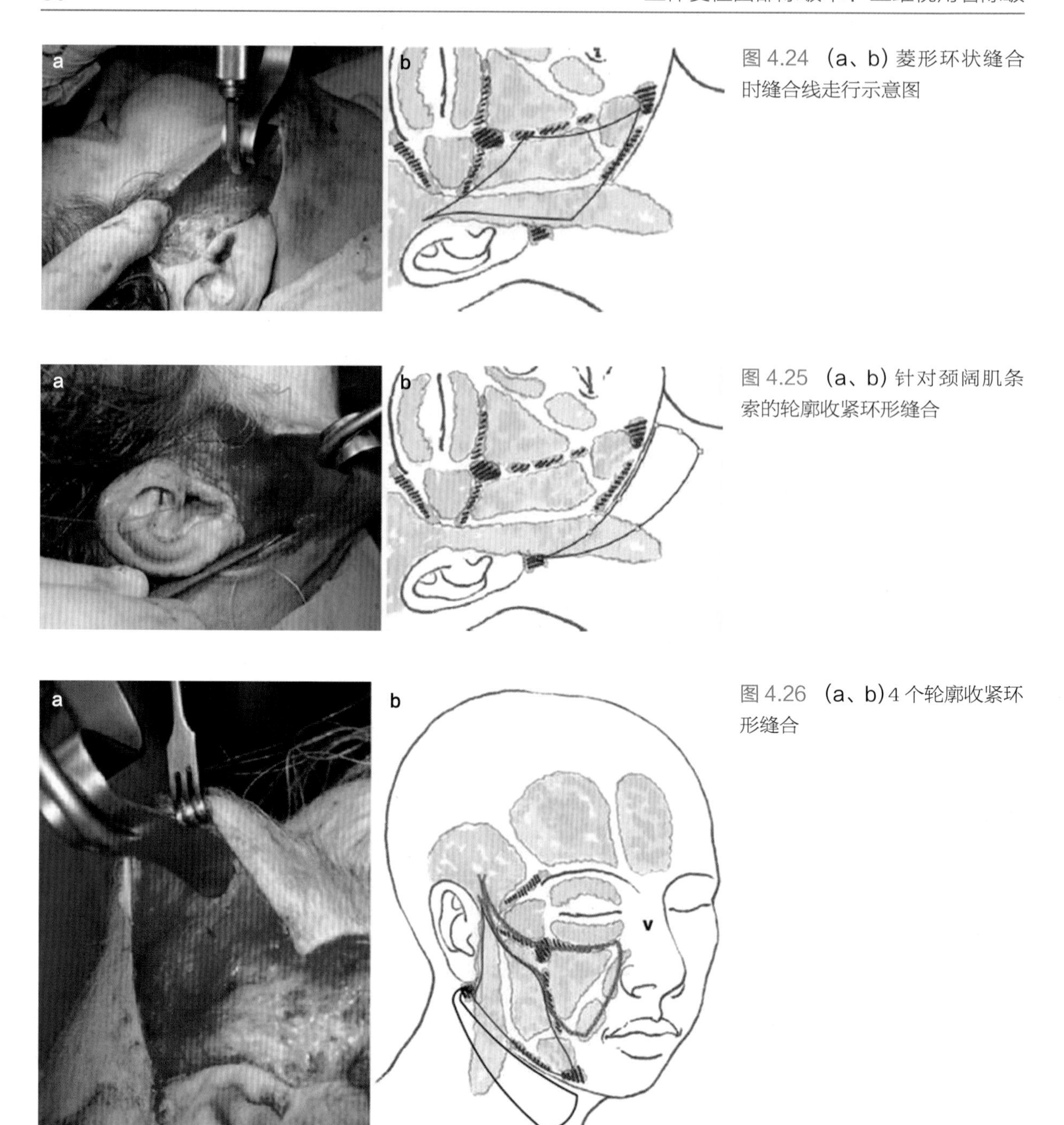

图 4.24 （a、b）菱形环状缝合时缝合线走行示意图

图 4.25 （a、b）针对颈阔肌条索的轮廓收紧环形缝合

图 4.26 （a、b）4 个轮廓收紧环形缝合

向后牵拉，并通过到耳垂基部的隧道和耳后小切口缝合至乳突筋膜上（图 4.27）。上方锦旗状真皮瓣向后上方固定在颞筋膜上（图 4.28）。锦旗状真皮瓣牵拉的方向、力度和真皮瓣的大小均可以灵活调整。

无张力闭合耳前皮肤切口，建议采用新型经软骨霍氏水平褥式缝合（图 4.29a~d）。彻底清洁面颈部（图 4.29e）。用无菌敷料覆盖，头面部适度加压包扎。手术当日或次日出院。术后 10 天拆线。

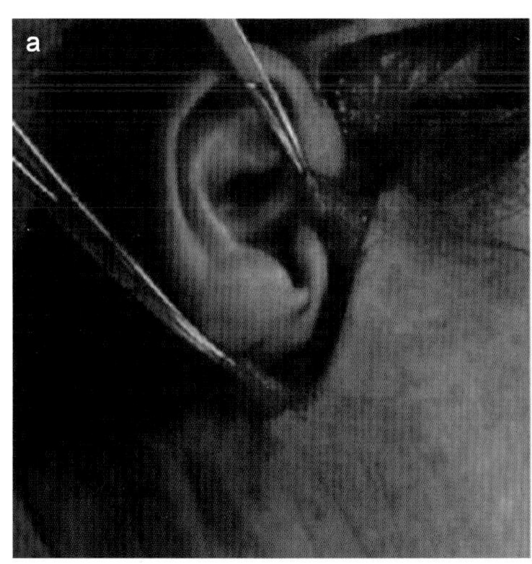

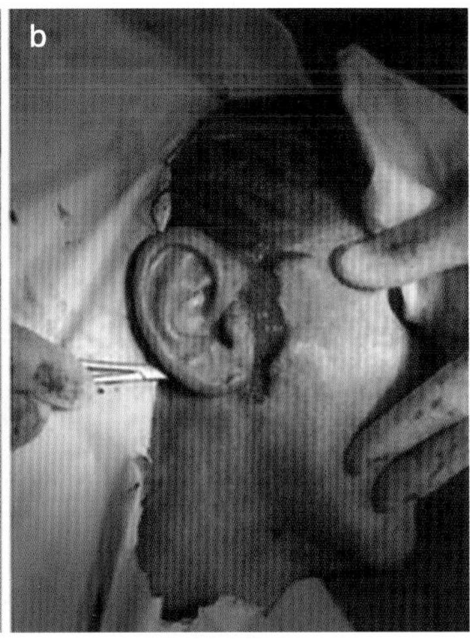

图 4.27 （a、b）上方和下方锦旗状真皮瓣，其中下方真皮瓣通过隧道越过耳垂拉向后方

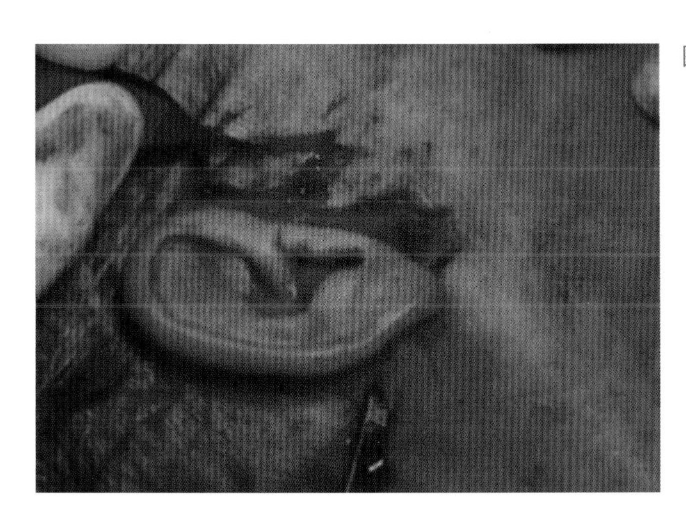

图 4.28　上方锦旗状真皮瓣的固定

立体复位面部除皱术旨在将韧带和筋膜的止点复位并固定到年轻时的水平，同时收紧和重塑面部软组织和脂肪室。手术操作针对面颈部的正面和侧面结构，共分为 5 个步骤进行（图 4.30 和图 4.31）。

面部年轻化美容手术的目标是形成一个年轻、紧实、饱满和无下垂的面部，同时实现面部轮廓和边缘的清晰。在手术过程中，应保持和改善中下面部侧面和正面移行区的外凸弧形特征，以及下颌边缘与上颈部移行区的凹面特征。需避免术后面颈部出现不自然的外观，常表现为下面部过于扁平、下颌缘模糊不清、下颌角不清晰。

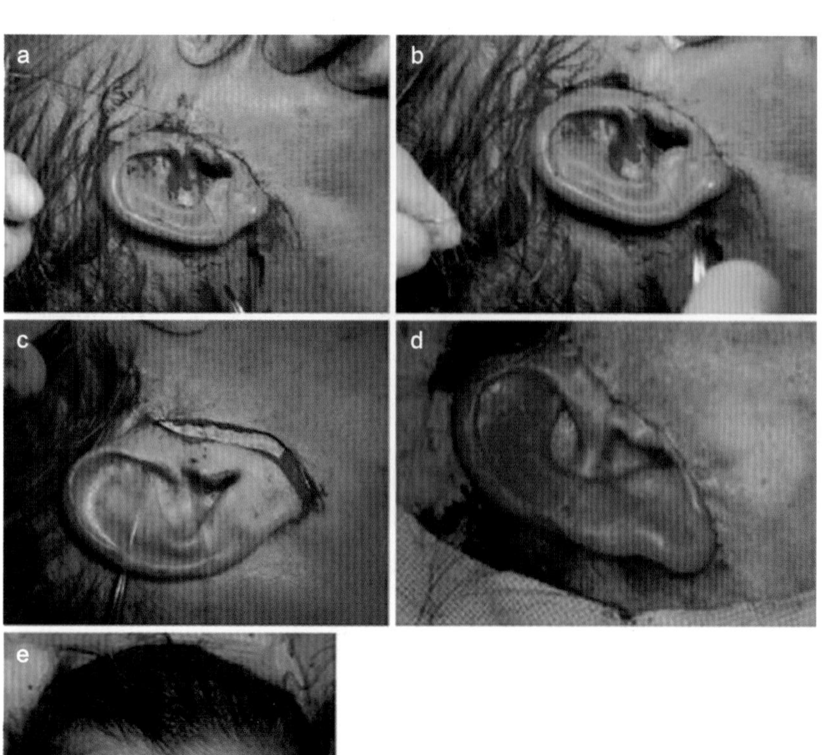

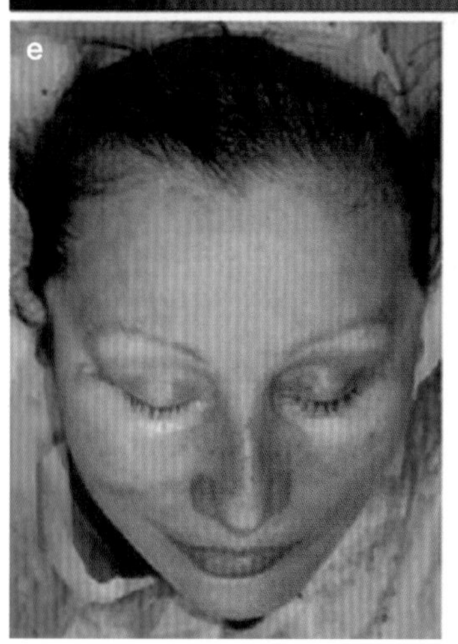

图 4.29 (a、b) 经软骨霍氏水平褥式缝合。(c、d) 霍氏水平褥式缝合完成后。(e) 面颈部清洁

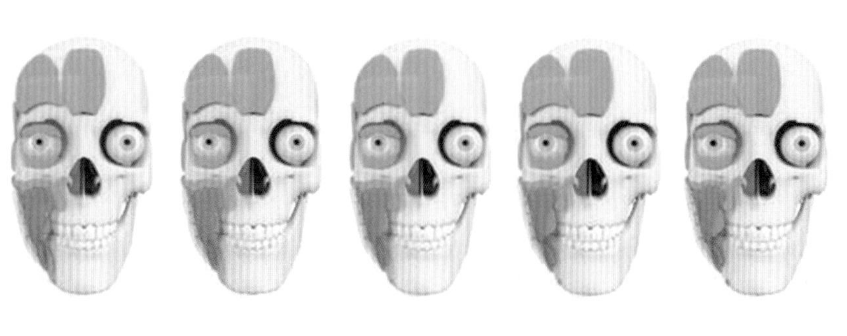

图 4.30 正位观环形收紧缝合的效果（视频 4.4）

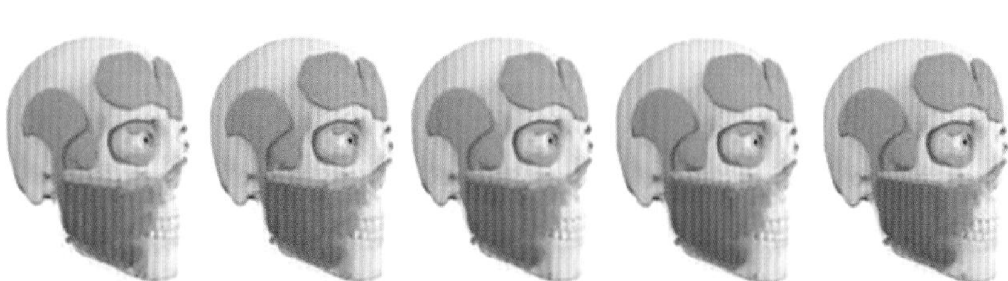

图 4.31 斜侧位观环形收紧缝合的效果（视频 4.5）

2.3　案例分析

以下对 8 例表现不同的老年患者的治疗情况进行分析（图 4.32～图 4.39）。对于术后效果的研究和分析，将有助于在进行环形缝合时，确定最恰当的操作技术、最佳的收紧力和缝合后的张力，以恢复年轻态的特征和轮廓，并避免各种术后畸形。达到最佳的长期效果，需要使用恰当的力量来收紧缝合环，在面部适当的平面上向头侧牵拉固定，并进行皮肤的精准切除。这些均需要有良好的临床判断和经验。图 4.40 显示了术后耳前瘢痕的情况。

图 4.41～图 4.45 显示了 5 个案例术前和术后的随访情况，包括术后不同时期微笑时观察到的结果。图片中所显示出来的重新焕发活力的年轻、柔美的微笑，是面部肌肉和软组织立体复位后年轻化的结果。也就是说，老化的表情肌和老态的微笑是表情肌和软组织向下方移位的结果。

将霍氏锦旗状真皮瓣缝合固定于耳郭周围非移动性组织，而不是固定在可移动的耳郭软骨组织上，可以防止耳郭移位，避免耳垂错位和变形。经软骨的水平褥式缝合，是一

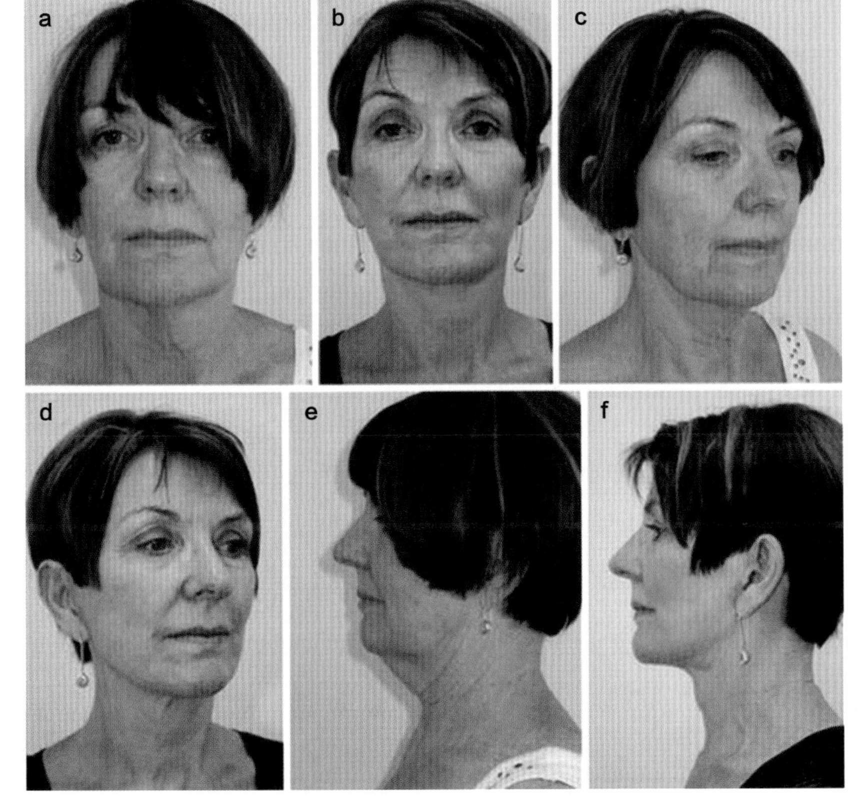

图 4.32　患者 SH，年龄 57 岁。(a、c、e) 术前，扁平下垂的颊部和下颌部，不规则的下颌曲线和蹼状颈部。(b、d、f) 术后 3 年外观（摘自 Ho 等的文章 [18]）

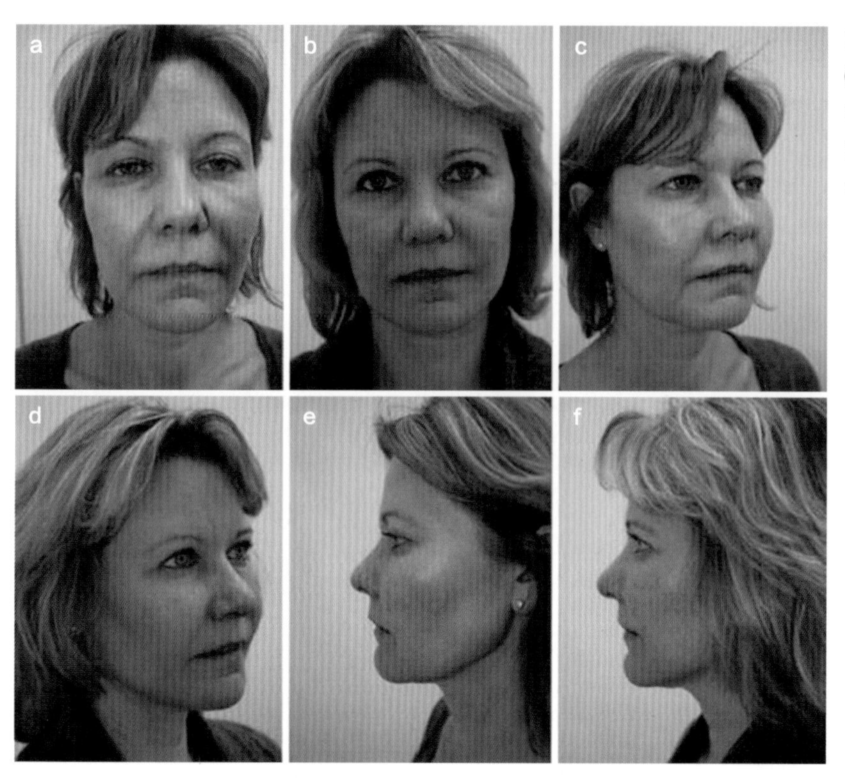

图 4.33 患者 KD，年龄 47 岁。(a、c、e) 术前，扁平下垂的颊部，模糊的下颌下缘曲线和不清晰的颌颈角。(b、d、f) 术后 3.5 年外观（摘自 Ho 等的文章 [18]）

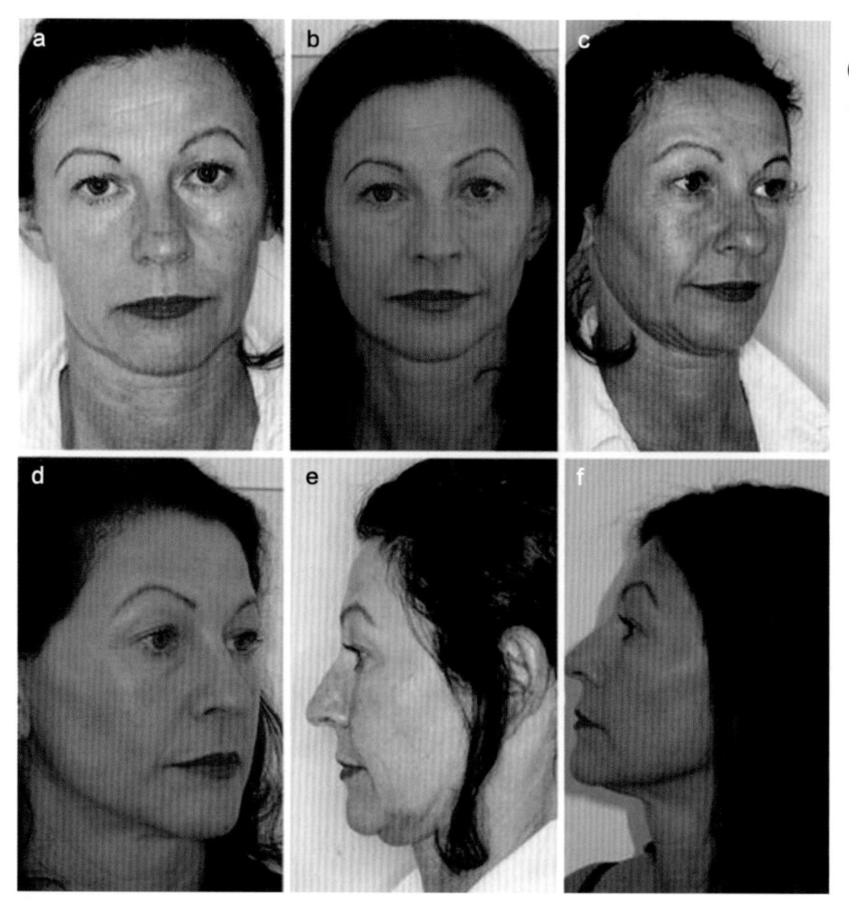

图 4.34 患者 DC，年龄 45 岁。(a、c、e) 术前，扁平下垂的颊部，模糊的下颌下缘曲线和颌颈角。(b、d、f) 术后 2 年外观

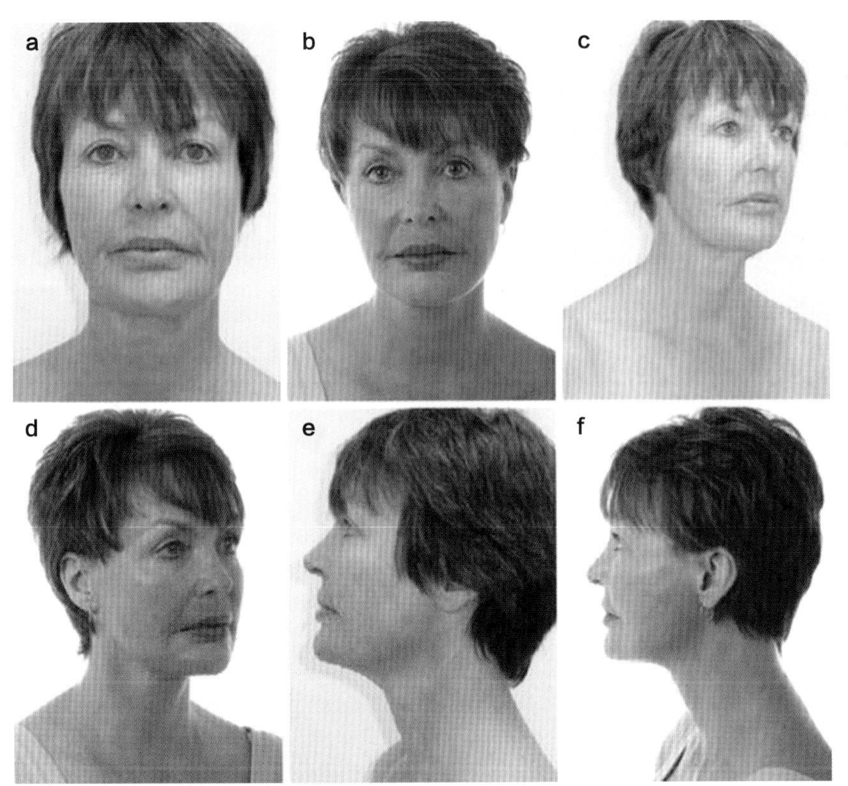

图 4.35　患者 PD，年龄 57 岁，2 年前曾行面部除皱术。(a、c、e) 术前，平坦的颊部，下颌和颈部形态不佳。(b、d、f) 术后 2.5 年外观（摘自 Ho 等的文章[18]）

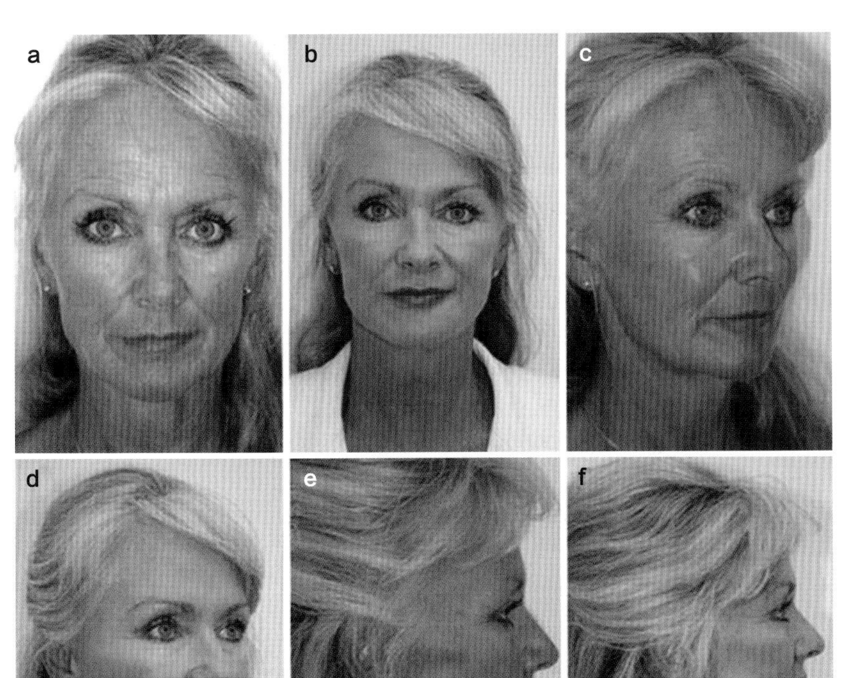

图4.36　患者PVC，年龄53岁。(a、c、e) 术前，平坦的颊部和外形不佳的颌颈角。(b、d、f) 术后 3 年外观

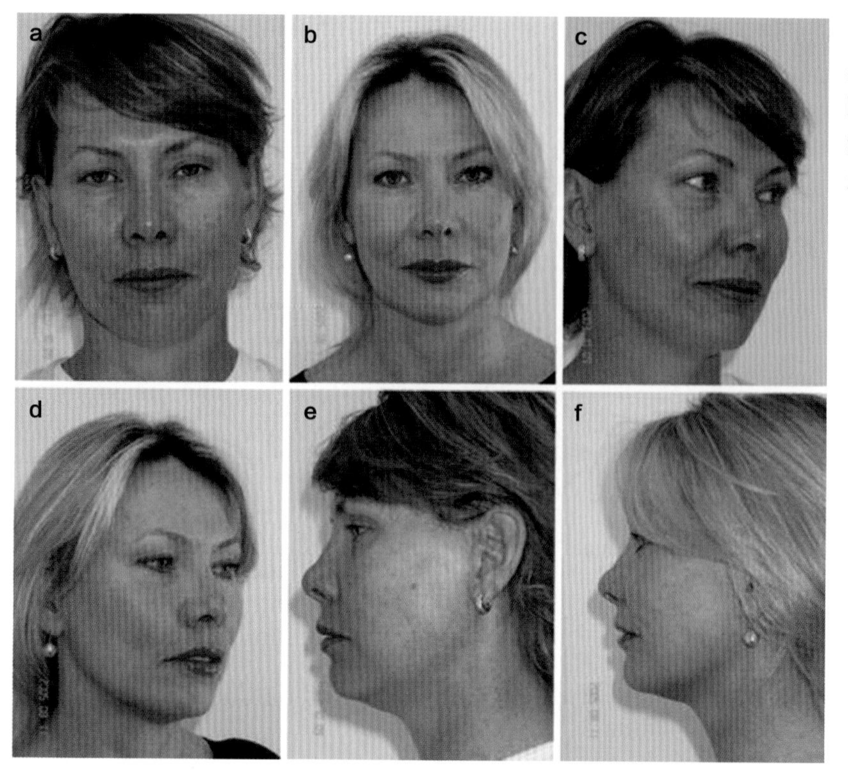

图 4.37　患者 SMH，年龄 46 岁。(a、c、e) 术前，过早衰老的外观，扁平的颊部，下颌缘曲线模糊，颌颈角变钝。(b、d、f) 术后 4 年外观

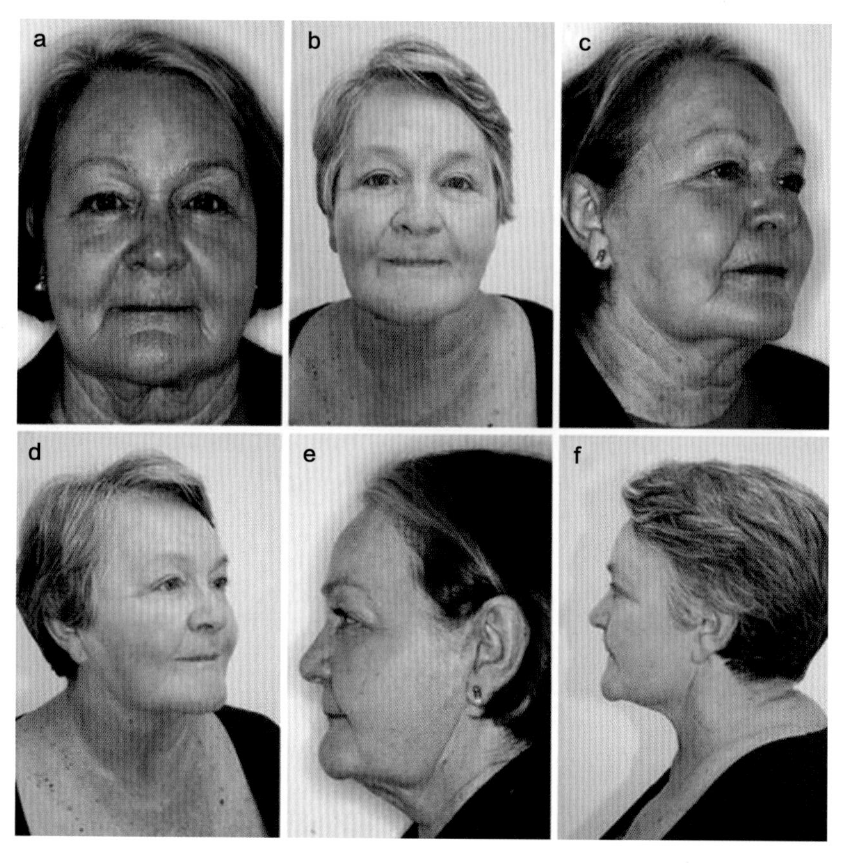

图 4.38　患者 VL，年龄 69 岁。对 1 年前面部除皱效果不满意。(a、c、e) 术前外观。(b、d、f) 术后 3 年外观

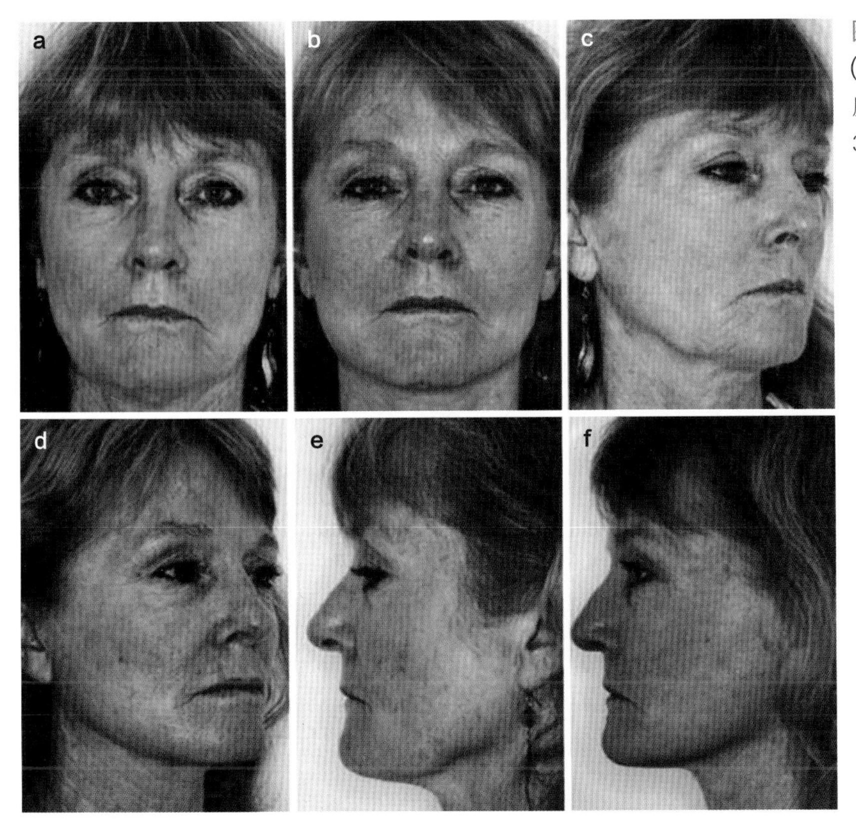

图 4.39　患者 RS，年龄 63 岁。(a、c、e) 术前，严重光老化伴重度皱纹和表情纹。(b、d、f) 术后 3.5 年外观

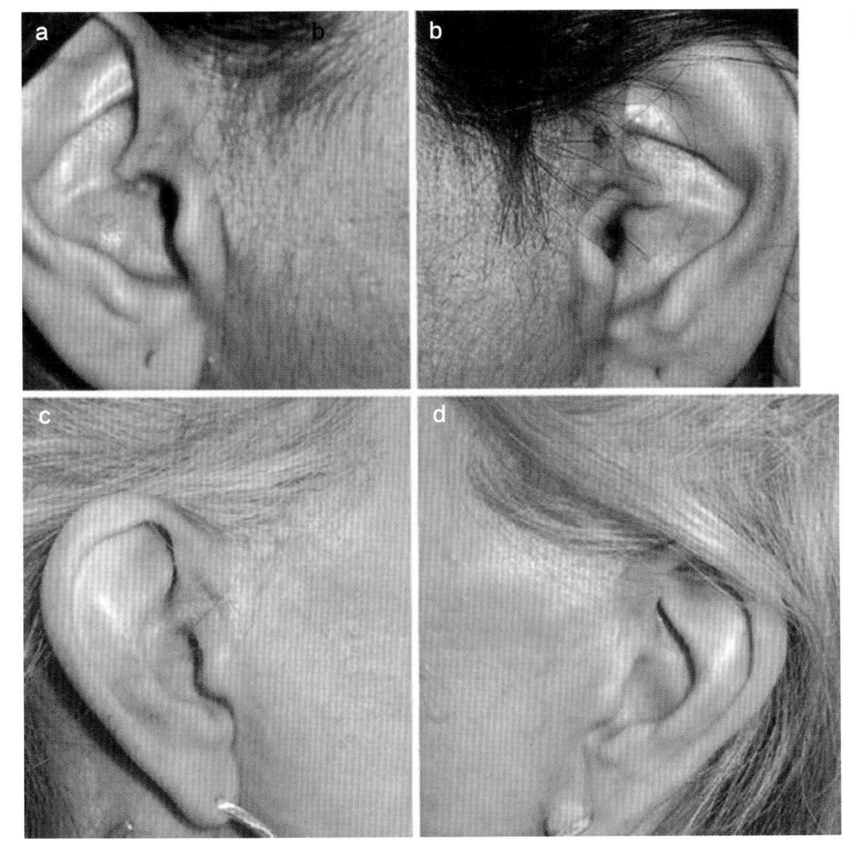

图 4.40　(a~d) 术后耳前瘢痕

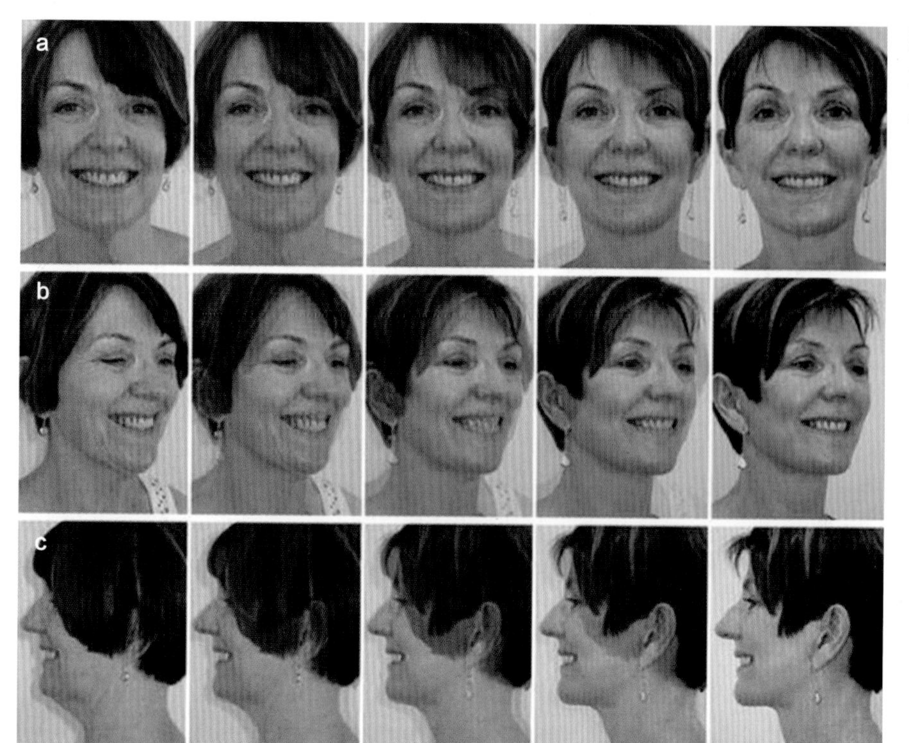

图 4.41 （a~c）患者 SH，立体复位面部除皱术前到术后 3 年微笑时的变化情况

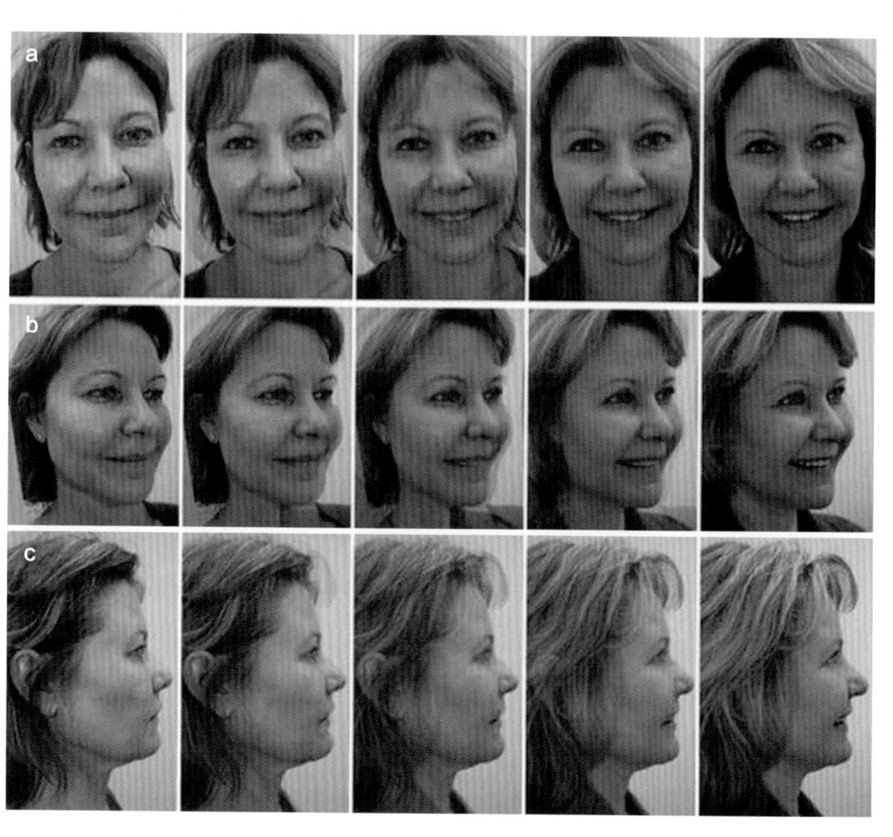

图 4.42 （a~c）患者 KED，立体复位面部除皱术前到术后 3.5 年微笑时的变化情况

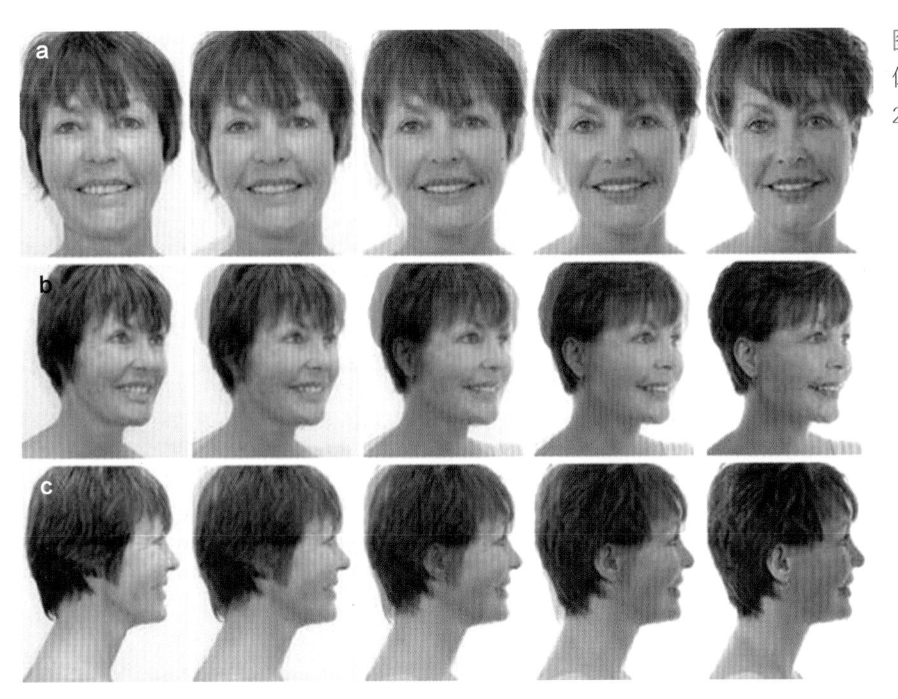

图 4.43 （a~c）患者 PD，立体复位面部除皱术前到术后 2.5 年微笑时的变化情况

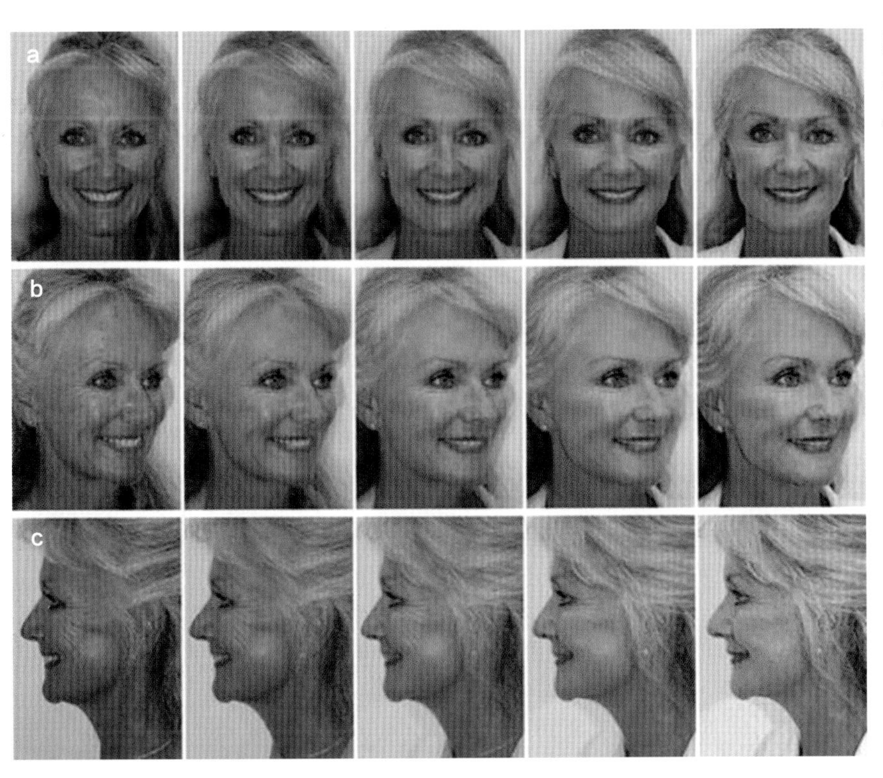

图 4.44 （a~c）患者 PVC，立体复位面部除皱术前到术后 3 年微笑时的变化情况

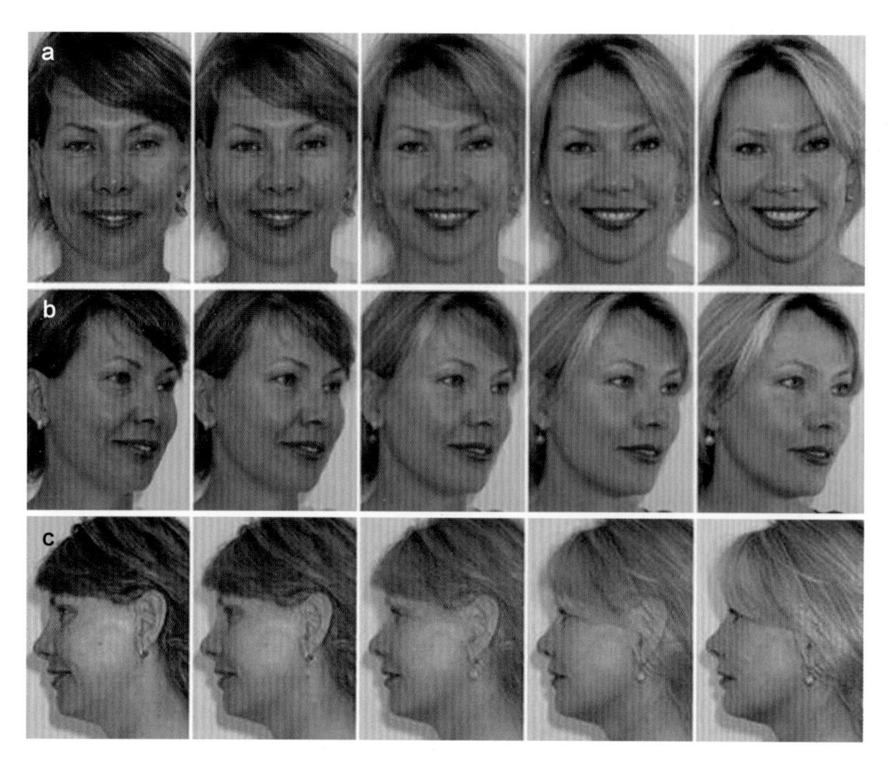

图 4.45 （a~c）患者 SMH，立体复位面部除皱术前到术后 4 年微笑时的变化情况

种简单而牢固的单层缝合，无缝合后压痕（图 4.40a、b）。但是在二次面部除皱术中，这种锦旗状真皮瓣并不能矫正已经存在的面部组织移位和旋转（图 4.40c、d）。

2.4 经典面部除皱术的不足

经典面部除皱术通常采用耳前弧形皮肤切口，切口延伸到耳上方的颞部和耳后部，大部分向后上的力量经过支撑较弱的前平面与侧平面移行区，结果形成绷紧的“沟痕样”外观。这种不良外观常涉及中下面部、耳周、面 - 颈交界区和上颈部 4 个类似于四边形的区域。第 4 个实际上是“非面部”区域，是颏颈部周围的颈部区域，通常采用局部前颈阔肌成形术、乳突尖端收紧缝合术和各种脂肪切除术。

中下面部在术后常表现出紧绷且宽平的外观[3]，其原因是针对前平面与侧平面移行区的向后上方的牵拉力，很难作用于颊部和鼻唇沟区。针对 SMAS 和皮肤收紧的牵引力作用于柱状移行区，使具有曲度的面部轮廓变平，使三维平面变成二维平面。这种向头侧牵拉的方法对于侧平面的提升作用非常有限。约瑟夫从 1910 年开始关注侧平面的提升，他在术中进行了 3.5cm 的垂直向皮肤上提，还在术中对于颈部和颌下区进行了良好的矫正[4]。约瑟夫实现了波兰贵族尤金·霍兰德所希望达到的效果。这种方法与莱克瑟所采用的耳前曲线延长切口及向头侧和后侧牵拉形成鲜明的对比[5]。

在面颈部切除过多的皮肤，并向头侧过度牵拉后，在切口闭合时会有较大的张力。在相对移动度较大的耳郭周围缝合之后，有可能造成耳郭的旋转和变形（图 4.46a)。1930 年约瑟夫提出耳屏后皮肤切口，术后也可能造成外耳道开口变大，耳屏向前倾斜。

向后上方的牵拉力会形成模糊不清、不规则的下颌缘和下颌角（图 4.46b)，在面－颈交界区形成帐篷样外观[3, 6–9]。实际上，对于这个区域的老化状态需要特定的力量进行矫正，而不能仅靠中下面部矫正时残余的牵拉力产生的连带效应。

颈部的不良外观还有变钝的颌颈角[10–12]、局部脂肪堆积[13]和残留颈阔肌条索等[10–14]。

前颈阔肌成形术、乳突尖端收紧缝合术和各种脂肪切除术，有可能形成其特殊的不良外观。前颈阔肌成形术[10–12, 14, 15]破坏了上颈部前侧凹形的轮廓和自然平滑的外观。施

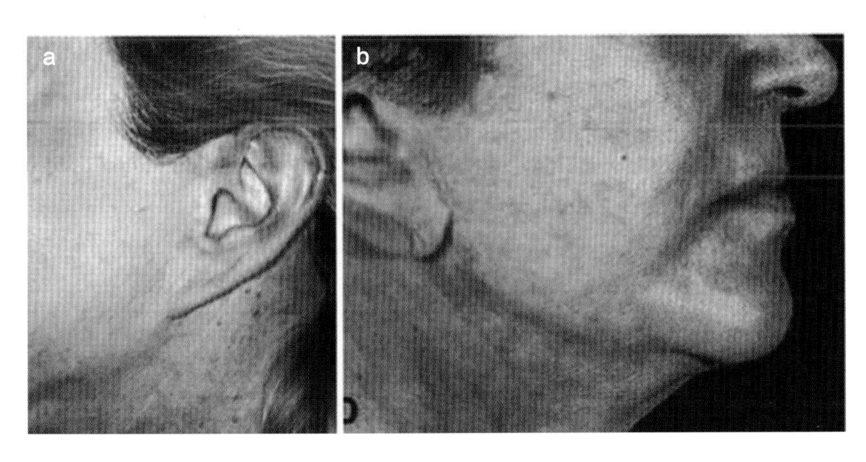

图 4.46 (a) 耳郭异常旋转和耳垂畸形。(b) 模糊不清的下颌缘和下颌角

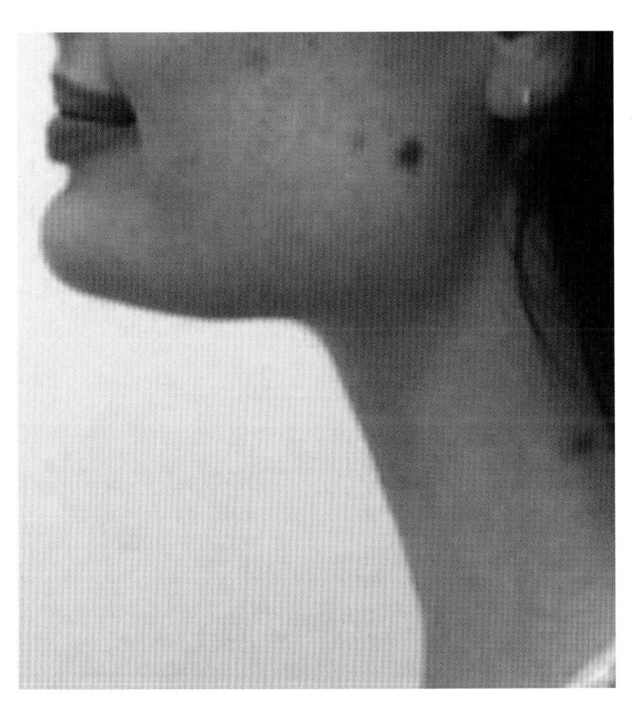

图 4.47　天鹅颈

行过多的舌骨旁深层脂肪切除术，有可能形成颌颈角区的“空洞”样外观。乳突尖端收紧缝合通常会遗留绞索样外观，一般不会形成天鹅颈（图 4.47）。

2.5 手术要点

虽然在立体复位面部除皱术中，最关键的步骤是环形缝合收紧，但是锦旗状真皮瓣和经软骨水平褥式缝合同样具有重要的作用。这些步骤增强了彼此的效果，并最终提高了整体的年轻化效果。其作用如图 4.48 所示。

面颊部轮廓重塑、隆起和提升

针对面颊部轮廓的环形缝合收紧，实际上是针对平坦的面颊部，应用环状收紧的方式使其呈现隆起的外观。前平面的提升也通过环形缝合收紧而实现。环形缝合的上部分穿过颧韧带，下部分穿过面部软组织，经过颊黏膜，并经过面颈下部的软组织后，绕回到颧

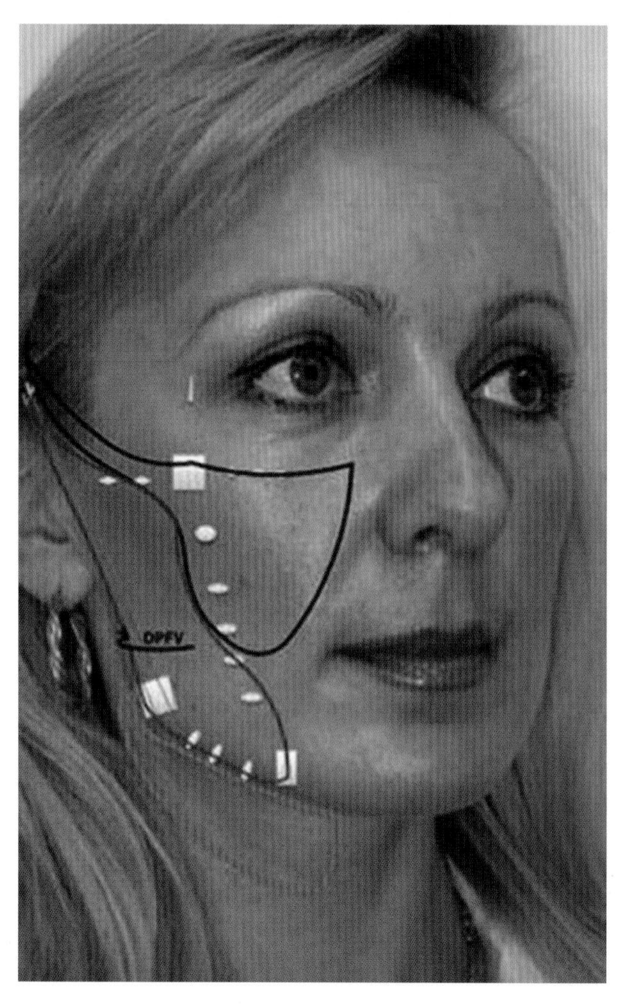

图 4.48 面部环形缝合和锦旗状真皮瓣

部之后形成缝合环。横跨面部正面和侧面的斜向缝合走行过程和牵拉力作用，可以实现面部前平面在塑形和隆起的同时，得到有效的垂直向提升。

避免耳郭异常旋转和耳垂畸形及移位

两个锦旗状真皮瓣将耳郭有效固定在非耳廓组织上，可以防止耳郭异常旋转和耳垂畸形及移位。

清晰光滑的下颌边缘

菱形环状缝合可以实现中下面部组织自然地提升，并矫正不规则、模糊的下颌缘，由于没有张力集中点，所以术后可以产生光滑、清晰的下颌边缘（图 4.49）。

颊部环形缝合后松弛下垂的颊部得到上提，对于下颌边缘外观也起到加强的效果。术后清晰的下颌边缘也是下方锦旗状真皮瓣和颈阔肌环形缝合后向后侧牵拉固定的结果，固定点位于深部坚韧的乳突筋膜。如果菱形环状缝合拉力过大，固定过紧，有可能形成“帐篷状”下颌下缘的凹陷，导致边缘模糊。以上操作对于下颌边缘形态的影响由大到小排序

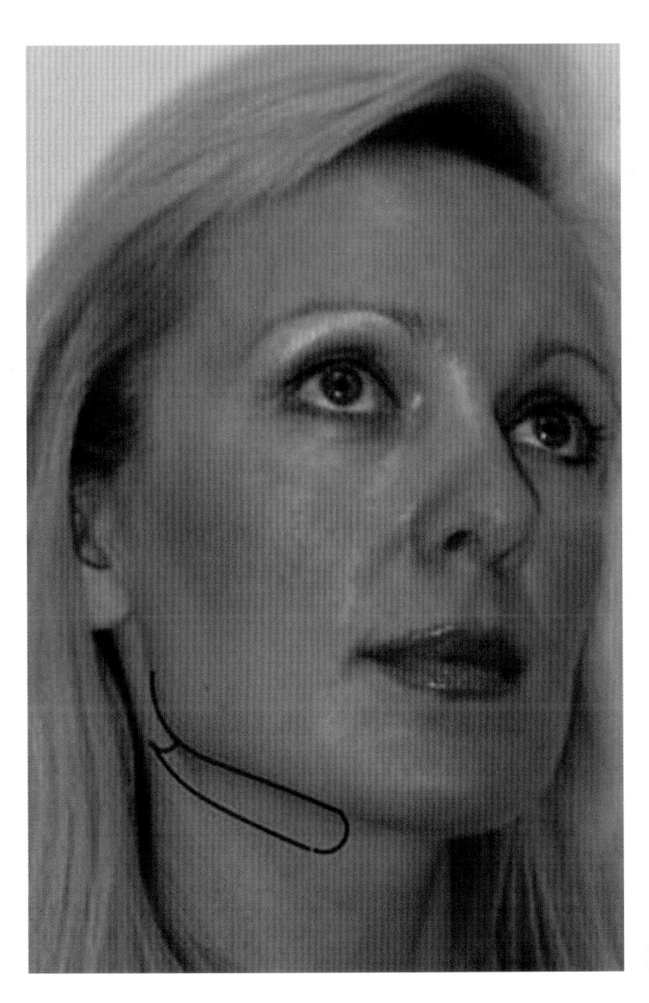

图 4.49　下颌边缘清晰

依次为：菱形环状缝合、下方锦旗状真皮瓣、颈阔肌环形缝合和颊部环形缝合。

清晰突出的下颌角

菱形环状缝合将下颌角定位于与下颌骨边缘的其余部分齐平。下方锦旗状真皮瓣和颈阔肌环形缝合后向后侧牵拉固定可以使下颌角形态清晰、突出。如果狭长“U”形缝合和菱形缝合后的牵拉力过大，将会使下颌角边缘模糊。相关操作对于下颌角形态的影响由大到小排序依次为：下方锦旗状真皮瓣、颈阔肌环形缝合和菱形环状缝合。

面－颈交界区

通过系列操作实现下颌缘和下颌角的清晰化，恢复颈阔肌正常的长度和宽度，应用下方锦旗状真皮瓣牵拉固定和颈阔肌环形缝合，均有助于恢复面颈部的自然凹形外观。各操作对此影响由大到小排序依次为：菱形环状缝合、颈阔肌环状缝合、下方锦旗状真皮瓣和颊部环状缝合。

矫正颈阔肌条索

菱形环状缝合收紧可以提升颈阔肌耳韧带、下颌筋膜和韧带构成的“悬挂用窗帘杆”样结构，在高度上提升至其年轻态水平。颈阔肌延长，在保持肌肉总体积不变的情况下，局部变细。用于颈阔肌轮廓加强的环形缝合可以使颈阔肌变细、变长。影响其效果的操作依次为：菱形环状缝合和颈阔肌加强环状缝合。

颏颈角

颊部环形缝合和菱形环状缝合提升了下部“悬挂用窗帘杆”结构，延长了颈阔肌，同时缩小了颈阔肌条索，并向后上方牵拉肌肉，缩小了深层舌骨旁脂肪垫周围的吸脂区域。影响其效果的操作依次为：舌骨旁脂肪抽吸、菱形环状缝合、颈阔肌环形缝合、颊部环形缝合。

经软骨水平褥式缝合

缝合方法简单、牢固、可靠，而且不会在面部容易看见的部位留下缝线痕迹。

2.6 面部脂肪室容量对年轻化的影响

面部老化后脂肪室容量丢失，韧带和腱膜结构变薄弱，脂肪室在重力作用下沿着支撑系统的薄弱区移动，形成常见的衰老外观。在通常情况下，皮肤松弛与脂肪室变化的速度并不相同。当皮肤轻中度松弛时，可以通过矫正个别脂肪室体积的不足来实现年轻化[16]。这种通过适当的单个脂肪室填充的方法，可以在一定程度上重新强化原有的韧带和腱膜系统，使脂肪室恢复到年轻时的高度和突度。这种方法起效的原理类似于立体复位面部除皱术中所采用的环形收紧轮廓加强的理念，矫正下垂的同时保持局部的体积。但是这种方法仅适用于皮肤少量冗余的情况，也可以称为年轻化面部填充术[16]。中下面部具有独特的支撑结构，软组织和脂肪由纤维腱膜结构所固定，在皮肤老化松弛不严重时，单纯的填充即能达到良好的年轻化效果，并且可以美化面部的外观[17]。

在临床上已经证实，通过增加脂肪室容量改变年轻化状态的可行性和效果的稳定性。大脂肪室的容量恢复有助于小脂肪室的恢复，并有利于面部柱状移行区的恢复和重新排列，进而恢复面部各结构的位置、大小、走行、清晰度和年轻状态。对于其具体效果和机制有必要做深入研究。在临床上已经应用这种方法进行了大量的面部年轻化治疗。

3. 应用脂肪移植术实现面部年轻化

面部是三维的解剖结构，其正面和两个侧面的特点已在第 2 章中有所介绍。主要的正面与侧面移行区成 80°，并由颧部和咬肌区韧带和纤维腱膜形成斜向的弧线形。一级平面（主要平面）和二级平面（次级平面）的转换区域在皮肤表面上表现为高光的线条，称为“柱状移行区”[16–21]。一级平面之间的移行区为一级柱状移行区，次级平面之间的移行区为次级柱状移行区，例如眉弓区（图 4.50）。

随着年龄的增长，脂肪和软组织逐渐萎缩，韧带和腱膜结构拉长并变得薄弱，皮肤松弛下垂，促使面部主要平面和次级平面、一级柱状移行区和次级柱状移行区发生变化。面部柱状移行区强度逐渐减弱，其位置、倾斜度、大小、形状、结构和强度都发生了变化[16]。这些变化引起面部主要平面和次级平面的改变，形成了衰老的面容、表情和微笑。这些变化与相关肌肉的移位有关。同时，软组织下垂和容量缺失这两个过程并不是完全同步发生的。有一些老年人的面部表现出明显的下垂，但是也有很大一部分老年人虽然有明显的憔悴样老化表现，却几乎没有皮肤和软组织下垂。对于后者进行除皱术往往效果不佳，但是通过自体脂肪移植恢复局部组织体积却可以达到良好的效果[16]。图 4.51 显示了一个人从 20 岁到 47 岁面部发生的衰老和变化。

通过自体微粒脂肪移植填充脂肪室，充分恢复局部容量的缺失，可以恢复面部的丰满度和紧实度，收紧松弛的韧带，从而将柱状移行区、主要平面和次级平面恢复到年轻时的位置、形状和紧实度。

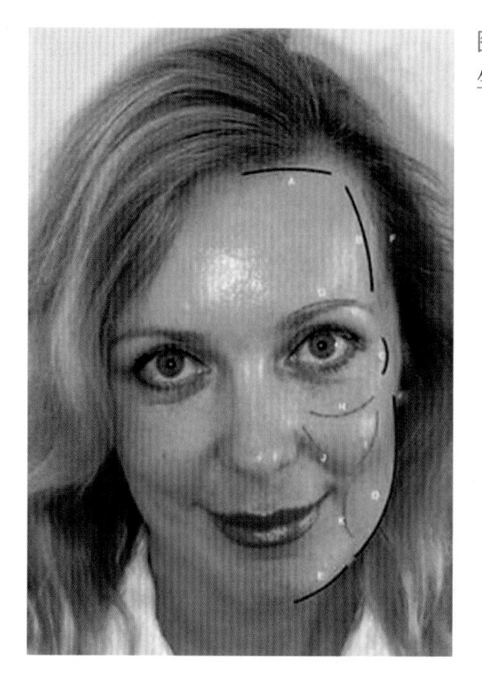

图 4.50 可随年龄发生改变的柱状移行区。老化情况下柱状移行区发生变化（视频 4.6）

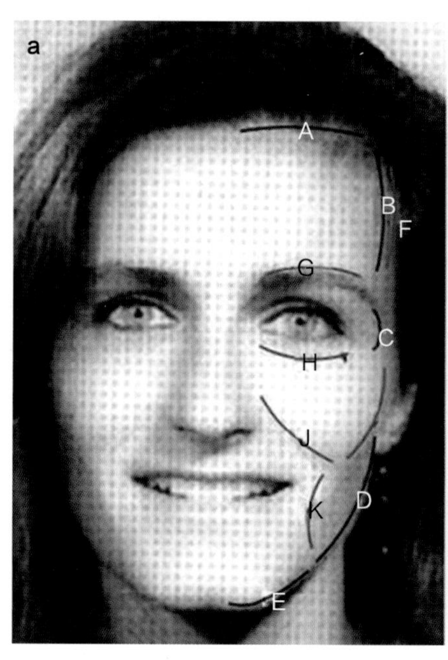

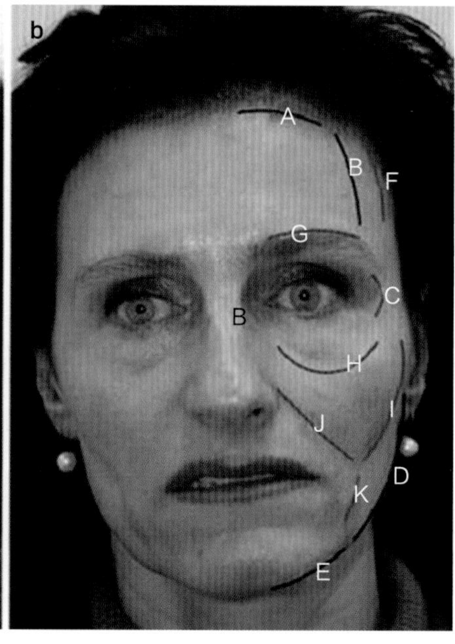

图 4.51 （a）年轻时的柱状移行区（视频 4.7）。（b）老年时的柱状移行区（视频 4.8）

3.1 操作技术

3.1.1 自体微粒脂肪移植物的获取和制备

该手术在镇静辅助和局部浸润麻醉下进行。用吸脂针连接 60mL 注射器获取大约 250mL 微粒脂肪移植物。供区是中老年人血运丰富、局部脂肪堆积的区域，一般选择大腿内侧和腹部。将这些微粒脂肪移植物转移到 10mL 注射器中，静置沉淀 1h。

在脂肪静置期间，应用负压吸脂机进行脂肪供区吸脂，以确保供区平整。缝合吸脂切口，用无菌敷料覆盖，吸脂部位穿戴束身衣。调整患者体位，准备进行面部填充。

去除吸脂后注射器底部的血液成分和漂浮在顶部的油滴，准备进行脂肪移植。

3.1.2 结构性容量恢复和柱状移行区重建

在手术之前充分研究患者年轻时的照片和术前的照片，并在手术室墙壁上张贴患者 5 个角度的微笑和静态时的面部照片，以供术中参考。在面部做多个穿刺口，精确注射微粒脂肪移植物，实现结构性容量恢复和准确的柱状移行区重建。

具体方法是，应用 3 孔钝头注射管连接在 0.2mL 小体积注射枪上。注射时在每个美学单位内采用多层次交叉注射。在进行下一个美学单位注射之前，要先完成双侧美学单位对称性地注射，直到双侧面部容量得到良好的恢复。面部美学单位的脂肪填充，使脂肪室体积增加，韧带和腱膜的真皮止点位置随之提升到其原点的高度，柱状移行区也呈现在更为年轻时的位置和形状。柱状移行区重建后产生了面部主要平面和次级平面的变化，促进了面部外观的年轻化。由于术后受区脂肪血管化不能即刻形成，脂肪移植后一定有吸收率，因此脂肪填充时需要过度矫正。一般面部过矫 15%，口嘴过矫 30%。唇部过度矫正的原因在于术后恢复期的频繁运动。将剩余的微粒脂肪置于组织培养液中，在 4℃冰箱内保存。术后 4 周贮存的微粒脂肪可用于补充注射。

彻底清洁面部和颈部。注射穿刺口区用无菌敷料包扎。视患者情况当天出院或留观。手术后 10 天拆除包扎敷料。如有需要，可在术后 4 周时进行补充注射。

3.2 案例分析

面部脂肪填充的目标是恢复丰满、年轻、坚实的面部形态和与年轻时位置相同的面部结构，重建清晰的柱状移行区、主要平面和次级平面。需要矫正的老化结构包括：松弛下垂的颧颊部、模糊的前平面与侧平面交界区、下垂的眉部、凹陷的颞部和眼周、不清晰的下颌缘等。以下 5 个案例展示了面部自体脂肪填充的临床效果。通过对手术后照片的观察，读者也可以发现某些案例在手术技术上存在不足。

在临床上如果希望取得最佳的长期效果，需要正确地选择供区，微创性获取和处理脂肪，精细化填充脂肪，并确保脂肪填充后早期血管化形成，这些均需要有良好的临床判断和经验（图 4.52～图 4.61）。

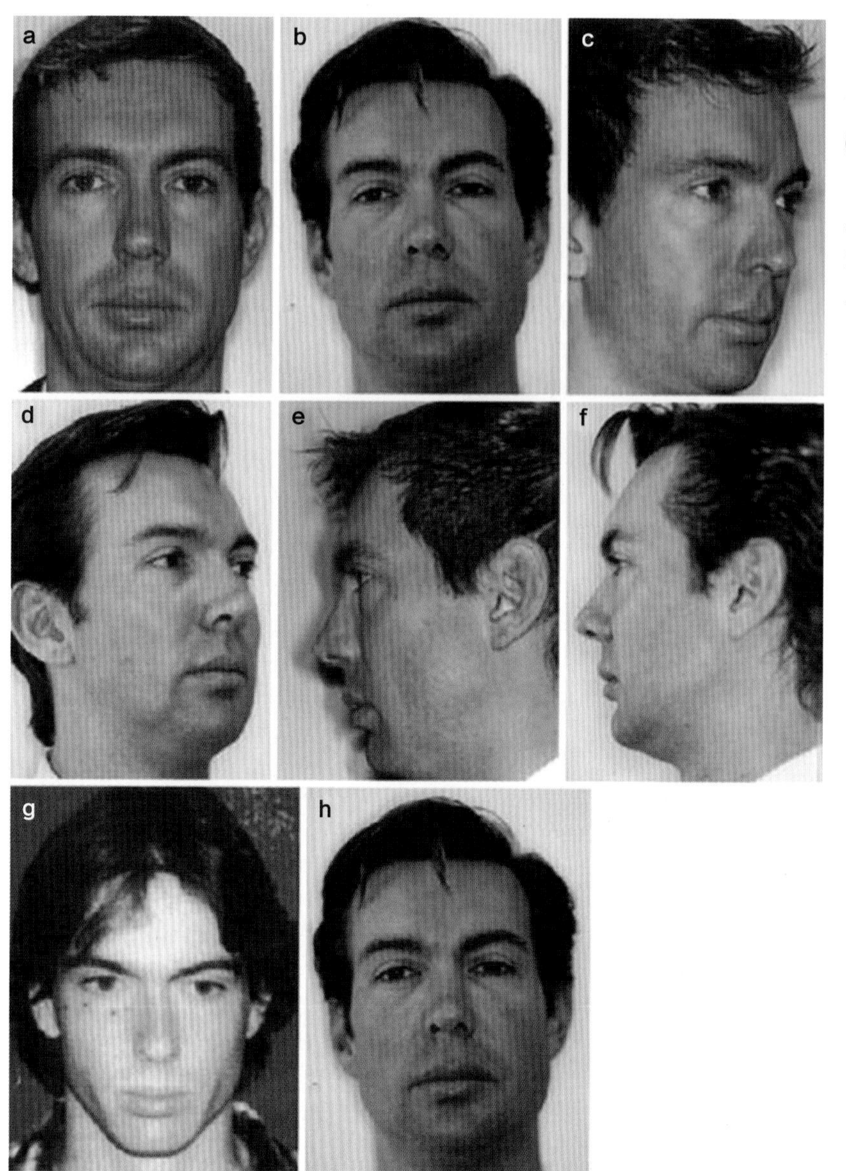

图 4.52 患者 JN，34 岁。在 1997 年来诊时提出，“我想要做面部提升，但是不想做除皱术”。(a、c、e) 术前照片。(b、d、f、h) 2000 年 37 岁时术后随访照片。(g) 18 岁时照片。脂肪填充量：首次手术注射 120mL，术后 4 周补充注射 24mL

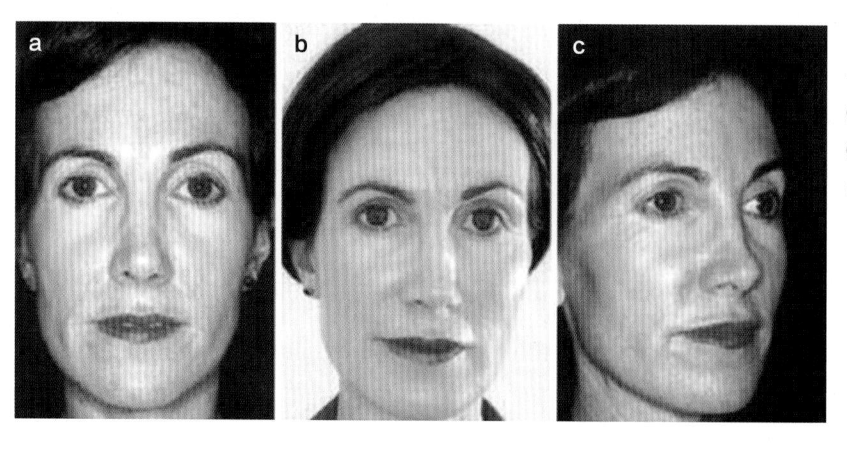

图 4.53 患者 LH，49 岁，憔悴衰老。(a、c、e) 术前照片。(b、d、f、h) 术后照片，51 岁。(g) 18 岁时照片。脂肪填充量：85mL（改编自 Ho 等的文章[16]）

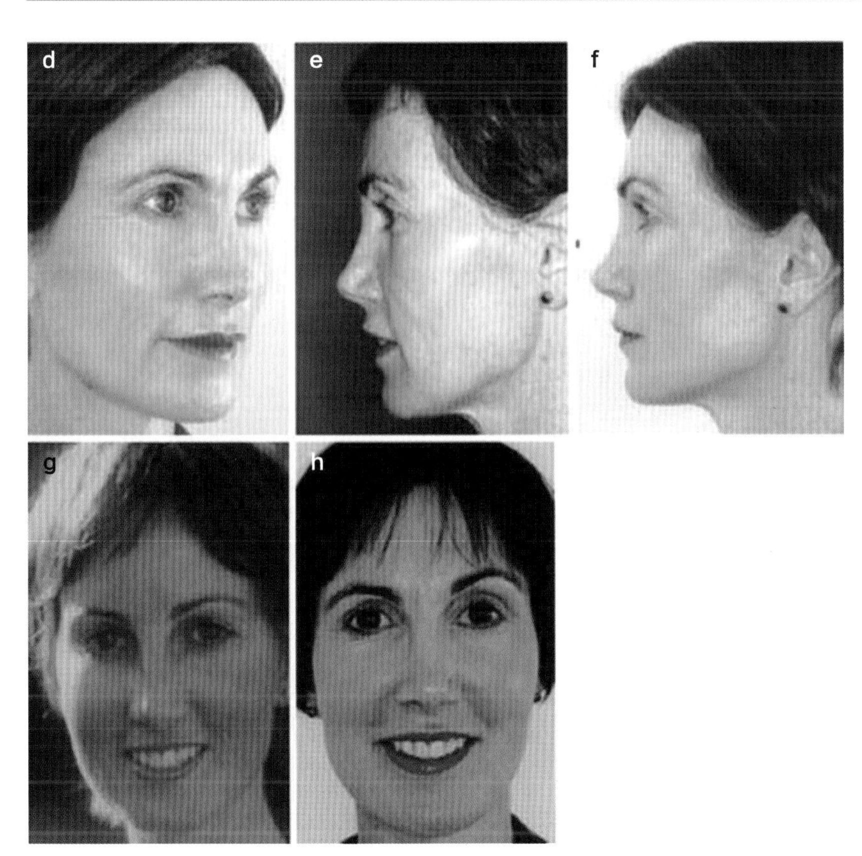

图 4.53 （续）

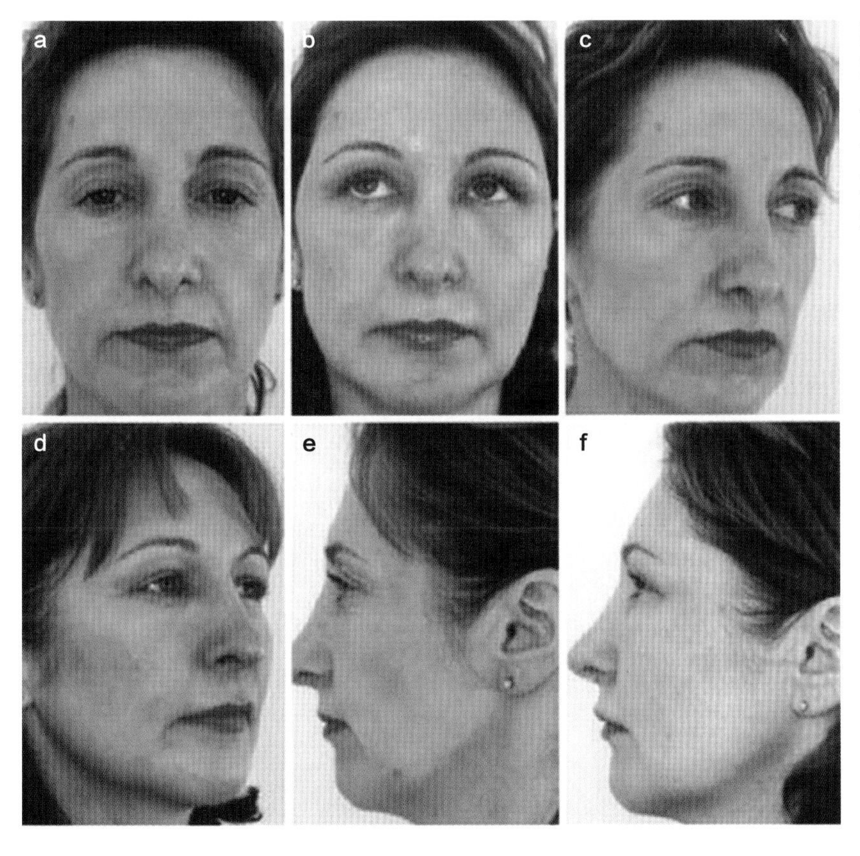

图 4.54　患者 PW，术前脂肪明显萎缩。(a、c、e) 术前照片，41 岁。(b、d、f、h) 术后照片，43 岁。(g) 18 岁时照片。脂肪填充量：190mL（改编自 Ho 等文章[16]）

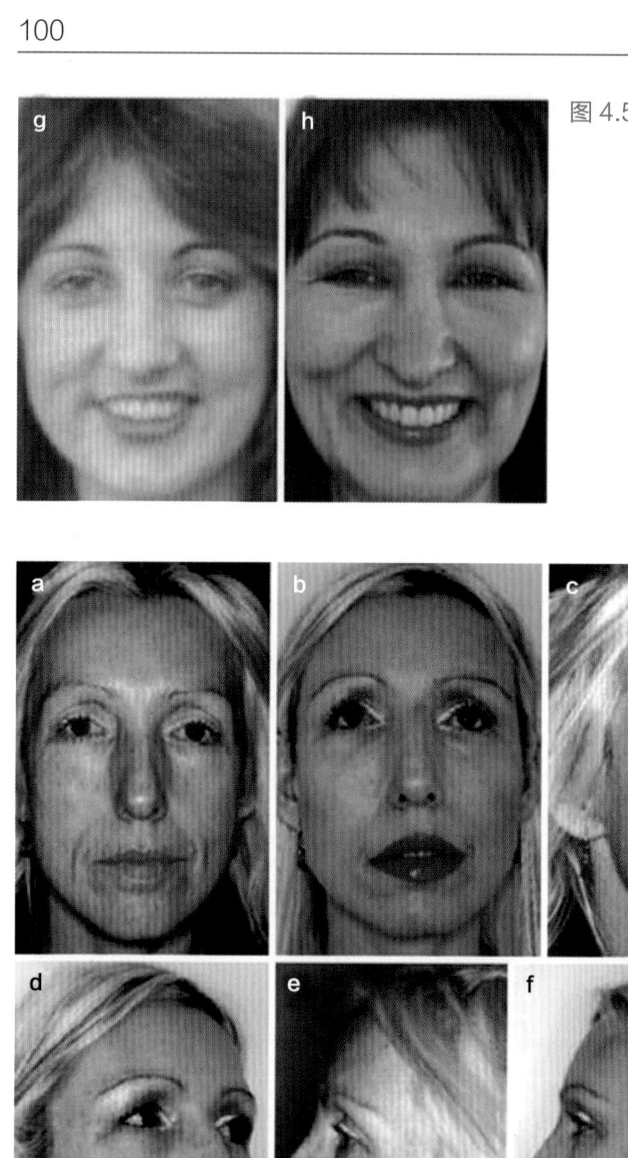

图 4.54 （续）

图 4.55 患者 HD。(a、c、e) 术前照片，47 岁。(b、d、f、h) 术后照片，51 岁。(g) 21 岁时照片。脂肪填充量：175mL

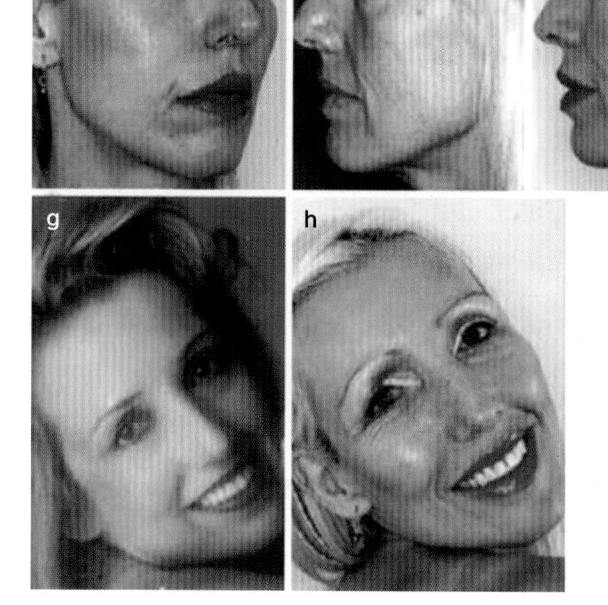

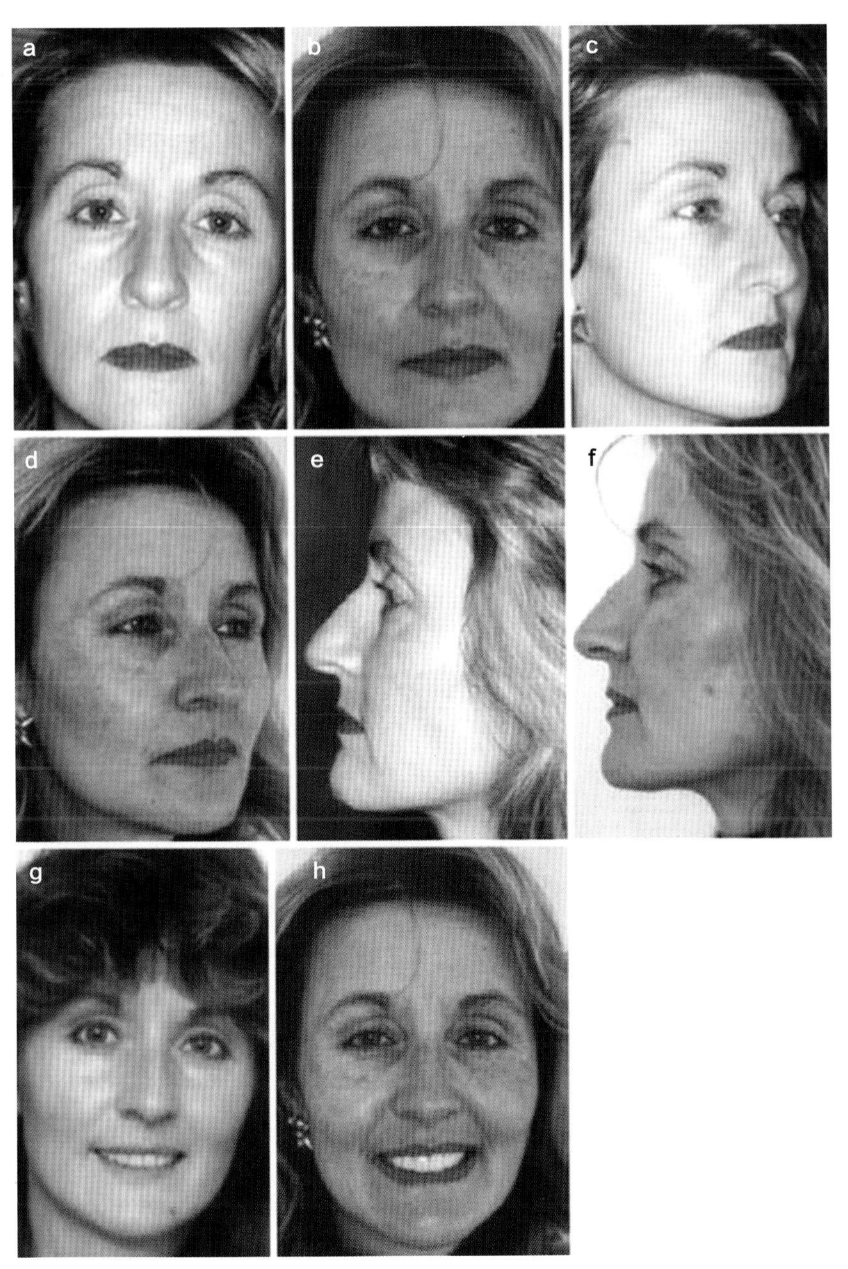

图 4.56　患者 PA。(a、c、e) 术前照片，43 岁。(b、d、f、h) 术后照片，48 岁。(g) 19 岁时照片。脂肪填充量：165mL

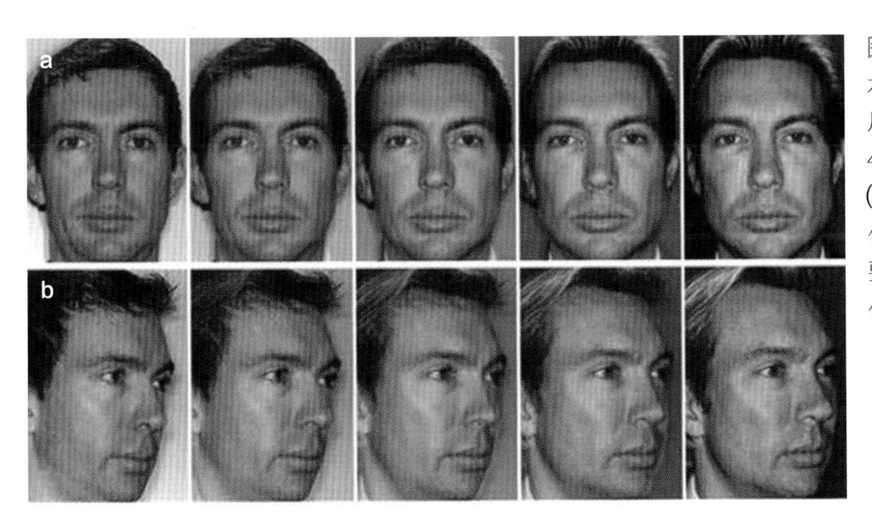

图 4.57　(a~c) 面部脂肪填充术后随访。患者 JN，1997 年照片，34 岁。2005 年随访，年龄 41 岁（最后一组为 47 岁照片）。(d~f) 患者 JN 的脂肪容量发生变化，从 41 岁到 47 岁，面部主要平面和次级平面发生继发性变化，进而引起面部外观的变化

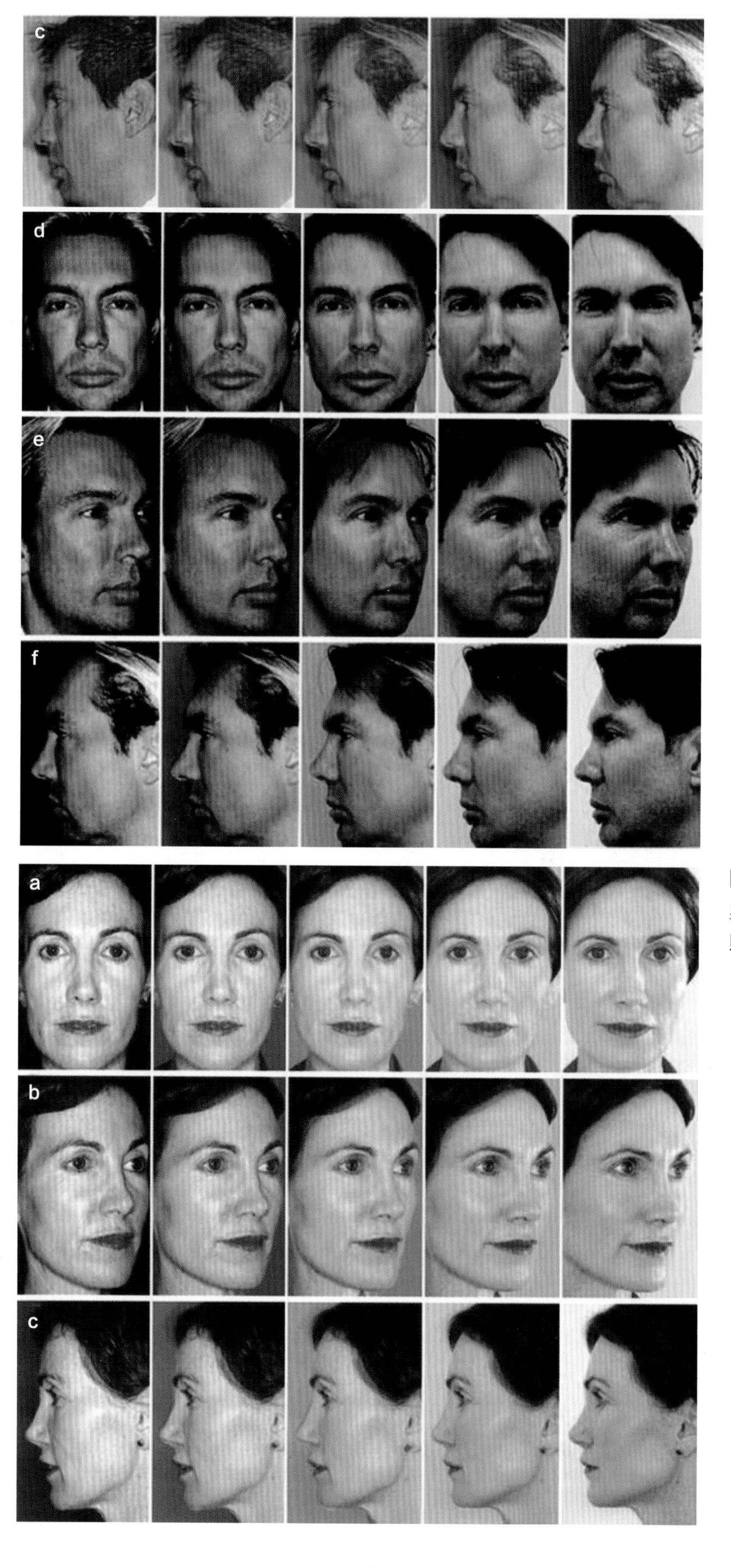

图 4.57 （续）

图 4.58 (a~c) 患者 LH。从 47 岁到 49 岁随访时正位和侧位的照片

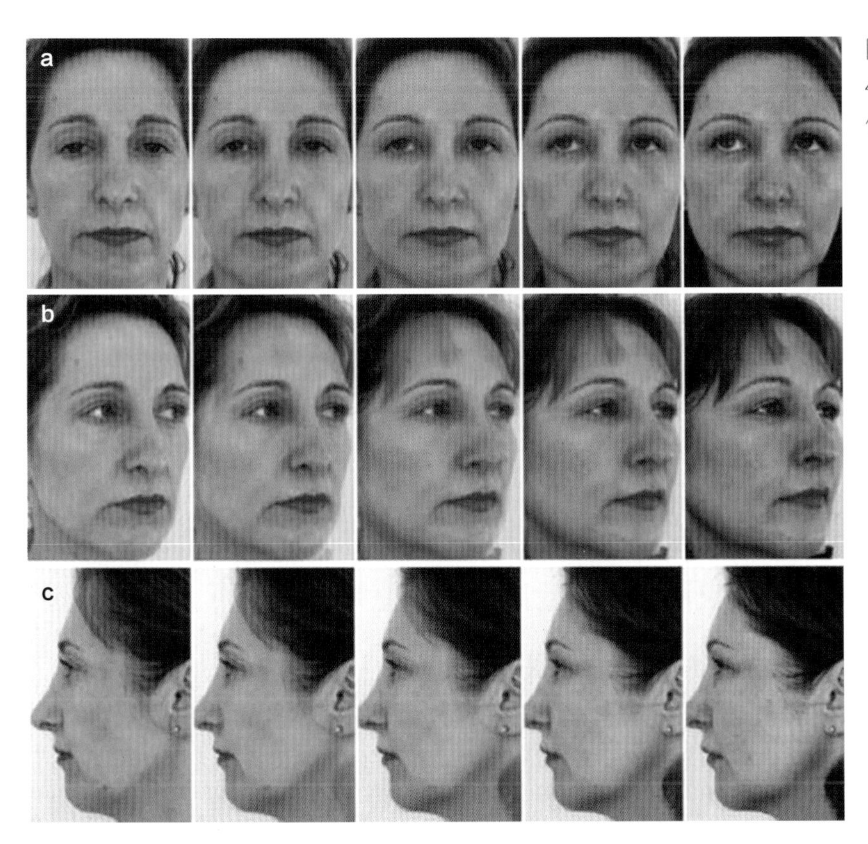

图 4.59 （a~c）患者 PW。从 47 岁到 49 岁随访时的正位和侧位照片

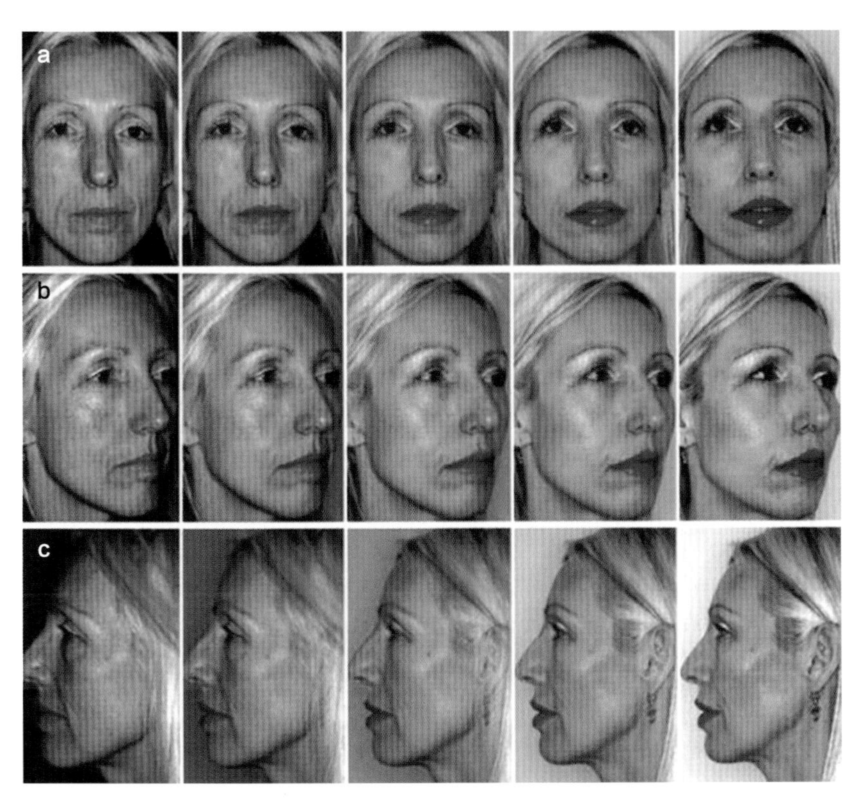

图 4.60 （a~c）患者 HD。从 47 岁到 51 岁随访时的正位和侧位照片

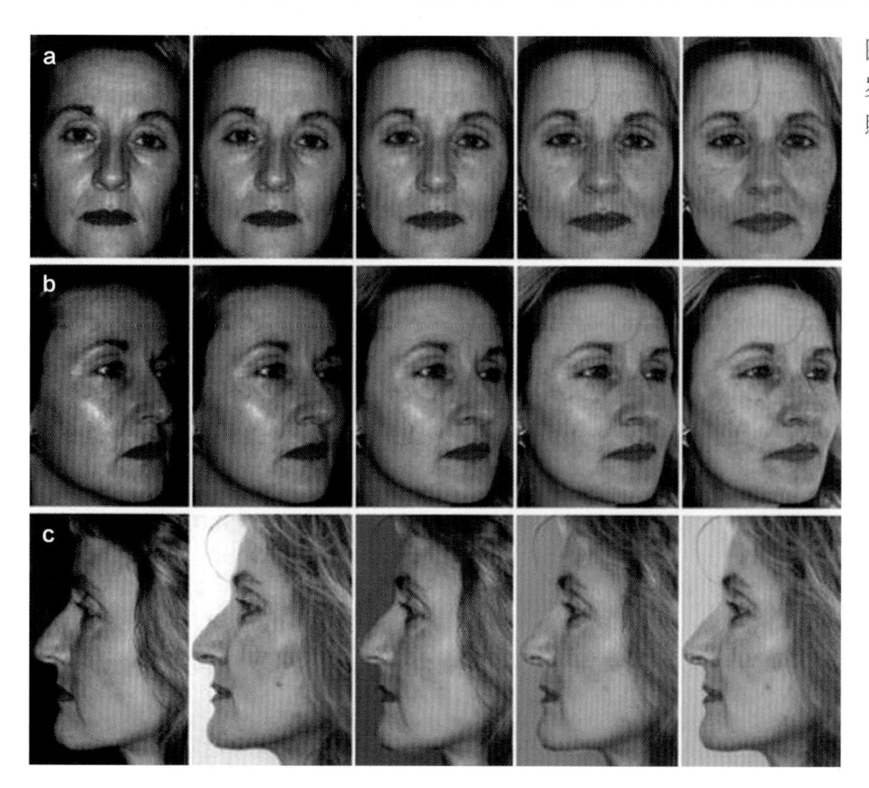

图 4.61 (a~c) 患者 PA。从 43 岁到 48 岁随访时的正位和侧位照片

3.3 技术要点

脂肪供区的选择

最理想的部位是随着衰老发生脂肪堆积的部位，包括下腹部、臀部和大腿上部。

血管结构周围富含基质细胞、脂肪前体细胞和干细胞。

移植的自体细胞保留了原取材部位的生长特性。

受区细胞会继续发生萎缩。

通过调整最佳的供区 / 受区组织比例，实现在渐进性衰老的前提下长期保持理想的体积。

无创获取和处理脂肪移植物

注射器负压吸脂。

静置沉淀。

应用细胞培养基在 4℃环境下保存。

脂肪移植物精细化注射移植

应用注射枪注射填充，眼睑和眉部脂肪填充时应用 2mL 注射器。

应用多孔钝头注射管填充。

在手术室墙壁上张贴患者年轻时的照片，以供术中参考。

在每个美学单位多点分层注射。

适当的面部美学填充，重塑面部柱状移行区。

防止血管内注射引起脂肪栓塞

注射时指压邻近血管束。

退针注射。

注射深度不要超过眶隔。

注射量判断

外观上美学单位丰满、坚实，柱状移行区位置正常。

上睑凹陷填充一般需要 2 ~ 3mL（注射层次位于皮下）。

过度矫正 85%。

手术结束时与手术室墙壁上张贴的患者年轻时的照片相似。

按一定顺序进行注射

按面部美学单位依次左右对称性调整。

从颊部和下眼睑开始注射，先进行面部柱状移行区附近结构的调整。

之后依次注射填充眶 – 颞 – 颧部、额颞部、颞窝区、前额部，最后至下面部。

手术效果能够持续多久（图 4.62，患者 JN）

对于应用该技术治疗的患者 JN 进行长期随访后发现，在颞部和前额部，体积填充不够充分。但是，在中面部和下面部填充量足够。在术后 11 年的时间里，手术效果持续保持。随着时间的推移，面部组织下垂，脂肪组织萎缩，韧带松弛，脂肪室体积减小，柱状移行区重新排列，面部外观发生了一定的变化。在术后 13 年的时间里，脂肪填充后面部容量得到良好维持，但是患者面部组织仍然表现出明显的下垂。

患者 18 岁大学入学时拍摄的照片显示，其面部较为消瘦。如果有患者在 16 岁时的照片，将更有利于了解其面部发育时的变化情况。但是很遗憾，患者在 18 岁之前没有拍摄任何面部照片。患者 47 岁时双侧颞部凹陷，证明此处容量矫正不足。在颊部、颏部、双侧下颌缘和下颌角区效果保持良好，下颌缘清晰、锐利。

在手术时放置年轻时的照片做参考的价值

患者希望看起来更年轻，但是并不希望变化太大。在手术过程中通过参照年轻时的照片可以有效控制术后效果，确保按照患者所喜爱的某个阶段做出相应的调整。实际上，每位患者都可能对某一段时间的外观更为满意。

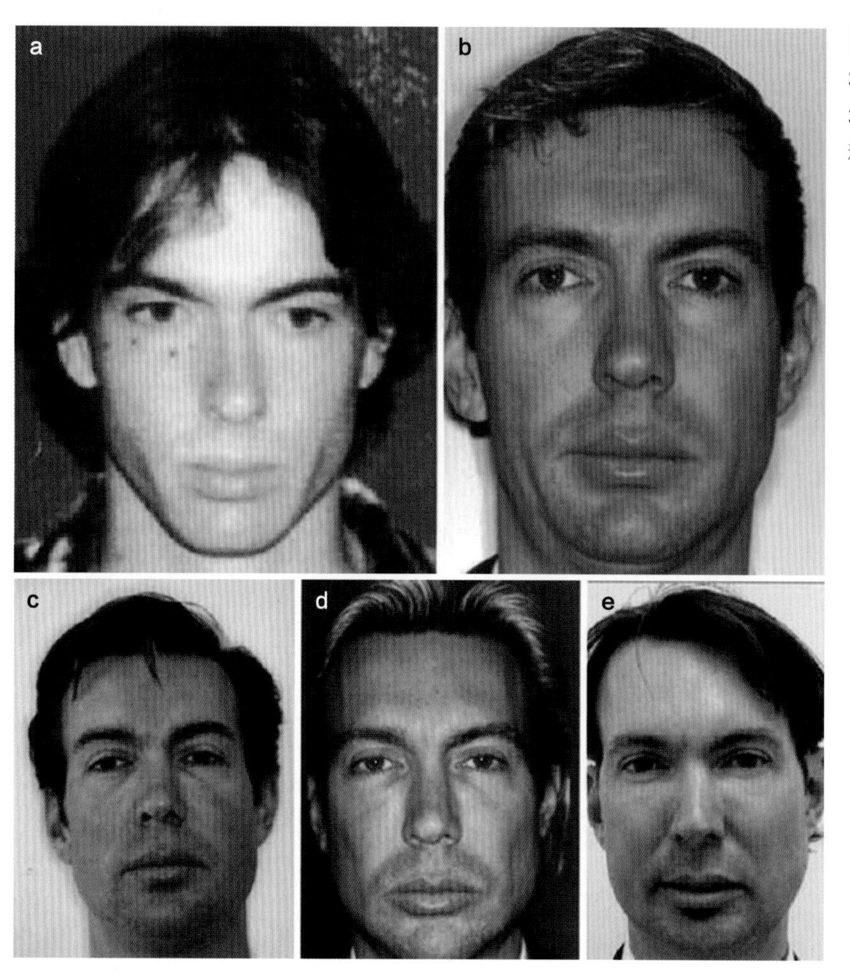

图 4.62 (a) 18 岁时的照片。(b) 34 岁时的照片。(c~e) 依次为 37 岁 (2000 年)、41 岁 (2005 年) 和 47 岁 (2011 年) 时的照片

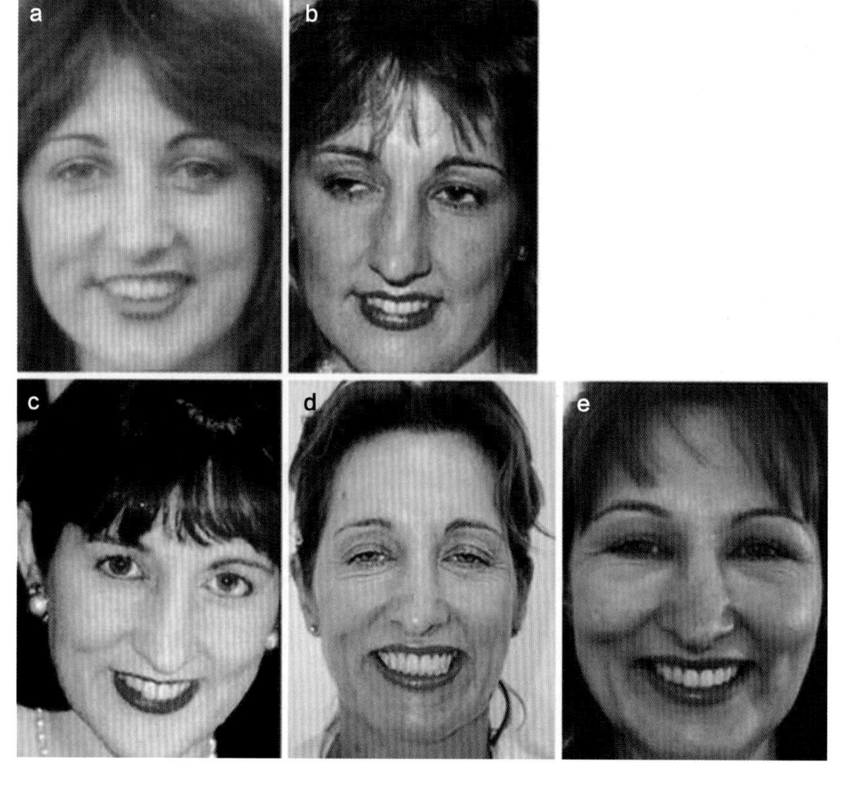

图 4.63 (a) 18 岁。(b) 26 岁。(c) 32 岁。(d) 41 岁。(e) 43 岁。患者 PW 在 41 岁时提供 26 岁时和 32 岁时的照片作为手术参照，并最终确定将其 26 岁时的照片应用于手术。术后效果 (e) 与 (b) 并不相符，而是更接近于 18 岁时的照片 (a)，患者在术后 3 个月时提供了这张照片

患者 PW（图 4.63）

患者 PW 提供了如图 4.63b、c 所示的年轻时的照片，并选择图 4.63b 作为手术时的参照。这是她在家中保存的所有年轻时的照片，这些照片提示患者的面部随着时间的推移逐渐发生了萎缩。观察手术后 3 周的效果（图 4.63e）发现，与其 26 岁时的面部外观相比，填充有些过度。之后请她提供更早期的照片。3 个月后，她带来了一张小照片，是她 18 岁时的照片。观察后发现，面部脂肪填充最大量后的外观与患者面部脂肪量最多的时期更为接近，对于这位患者，面部外观更接近于其 18 岁时的样子。

4. 面部结构的优化

精确定向注射适当体积的脂肪移植物，可以改变老化性面部柱状移行区的大小、位置和曲线，调整面部主要平面和次级平面的大小、形态和相对位置，并产生更为美观的面部形状和外观。

中面部和下面部具有独特的支撑结构，其软组织和脂肪主要分布在脂肪室中，表现出面部主要平面和次级平面的移行状态。在上面部，也有间室样结构，但是间室之间不存在韧带和纤维隔样结构，各间室之间是通过真皮深层与其深面骨膜的纤维粘连加以分隔的。这些间室结构又由一些小的子单元构成。这些结构特点使相邻的间室子单元之间可以相互影响，进而引起相关的柱状移行区的大小、形状、位置和倾斜度发生变化，面部主要平面和次级平面的大小、形状和走向也发生相应的改变。在肉眼情况下，一般很难发现细节，但是可以观察到主要平面和次级平面的边缘或边界高光区（柱状移植区）。高光区通过横向抑制相邻的非明亮区域而增强了其在视觉皮层中的印象[19–21]。

4.1 方法和操作技术

在咨询时，分别拍摄微笑和休息时面部的正位、左侧斜位、左侧位、右侧斜位、右侧位照片，并同患者一起观察照片。将目前的柱状移行区标记在图像上（图 4.64a）。这些柱状移行区是主要平面和次级平面的高光移行区域。

确定患者希望达到的面部外观。可以应用 Keynote 应用程序在原始图片上进行标记，将希望改变后的柱状移行区标记为灰色，如图 4.64b 中所示。

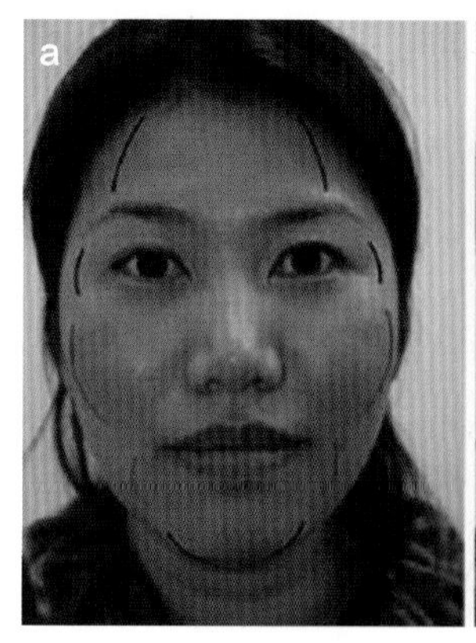

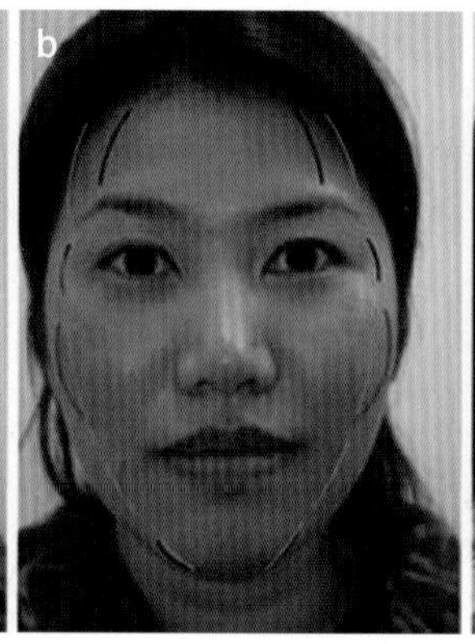

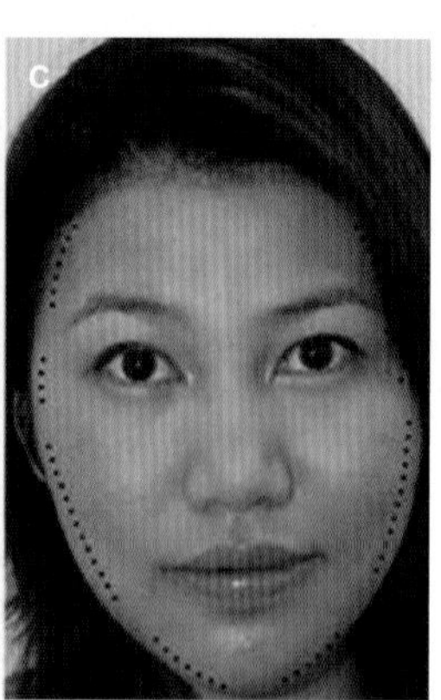

图 4.64 (a) 柱状移行区，黑色为主色调，淡紫色为辅色调。(b) 以灰色标记术前设计的柱状移行区（视频 4.9）。(c) 新的椭圆形面部

双侧柱状移行高光区经精确重塑后将产生如图 4.64c 所示的效果，高光区已得到立体的调整 [16，17]。脂肪移植物的获取和制备过程与年轻化面部脂肪移植术相似 [16]。

面部形态的优化：柱状移行区的重塑

将患者的正位、斜位和侧位照片贴在手术室的墙壁上，以便在手术期间参考。为了更为精准地恢复年轻化柱状移行区，可以在面部做小的穿刺口。所应用的技术类似于之前介绍的年轻化面部脂肪移植术 [16]。脂肪填充从额部开始，之后向下方依次进行双侧各美学单位的填充。其中，对于额颞部柱状移行区应用脂肪移植枪进行少量、多点脂肪注射，注射方向沿柱状移行区进行。当新的柱状移行区完成之后，需要在新旧柱状移行区之间进行补充注射，使其过渡自然平滑。以同样方法进行其他部位柱状移行区的注射填充，并使其外观平滑流畅。两侧柱状移行区尽量用相同的方法进行重建。对于原有的额部柱状移行区需要进行强化和突出。额部之后柱状移行区重建的顺序依次为：眶 – 颞 – 颧区、颊区、口腔 – 咬肌区、颏区。精确重建新的柱状移行区后，形成更为协调、年轻的面部外观。柱状移行区重建后影响了面部主要平面和次级平面，同样产生了面部外观的改变。由于不能保证脂肪组织在受区完全血管化，因此注射的脂肪移植物不能完全成活。为此，注射移植时需要进行 15%的过度矫正。将剩余的脂肪保存于组织培养基中，并在 4℃的冰箱中储存，可在术后 4 周对于某些缺陷处进行补充注射。

彻底清洁、擦干面部和颈部。切口表面覆盖无菌敷料。

术后根据实际情况当天出院或留观。手术后 10 天拆除包扎敷料。如有需要，可在术后 4 周时进行补充注射。

4.2　案例分析

以下 4 个案例展示了经历上述手术治疗的患者的术后效果。通过对手术前后照片的对比观察，读者可发现手术技术的特点和不足（图 4.65～图 4.72）。

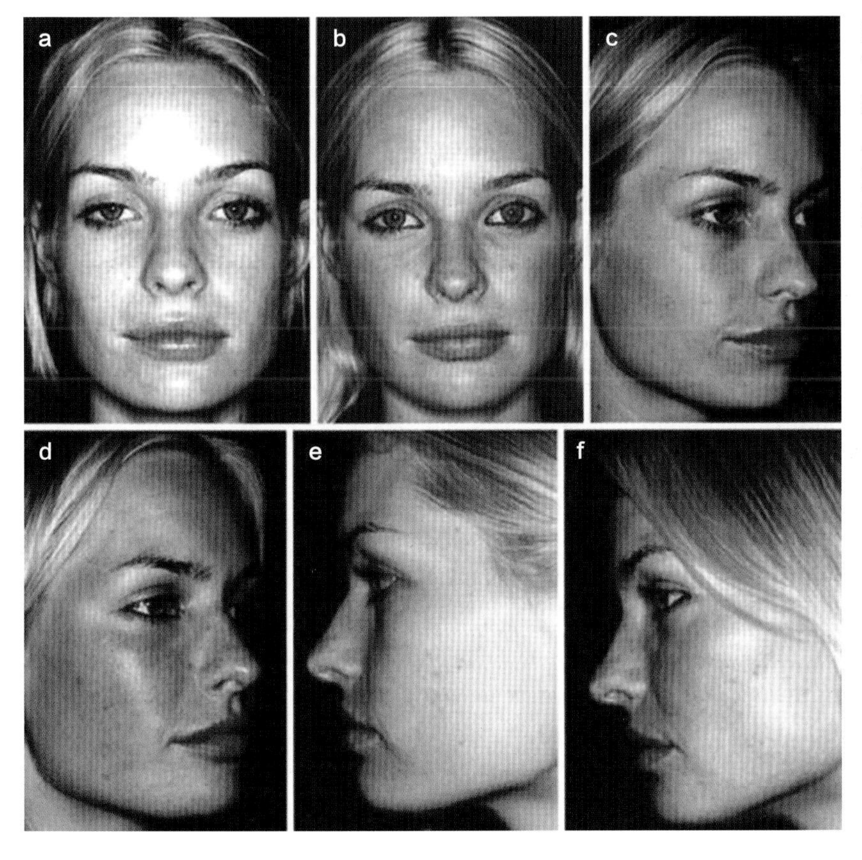

图 4.65　患者 LJ，1999 年来诊，当时 23 岁，希望其面部更美丽，更年轻。(a、c、e) 术前照片。(b、d、f) 2001 年患者 25 岁时的术后随访照片。术中面部脂肪移植量为 85mL

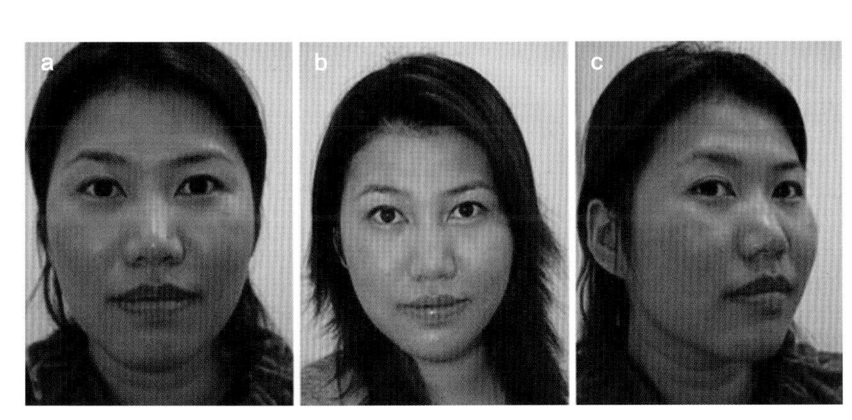

图 4.66　患者 KH，25 岁，面型为“满月脸”，希望变成“瓜子脸”。(a、c、e) 术前照片。(b、d、f) 术后 27 岁时照片。脂肪移植量为 26mL（改编自 Ho 等的文献 [17]）

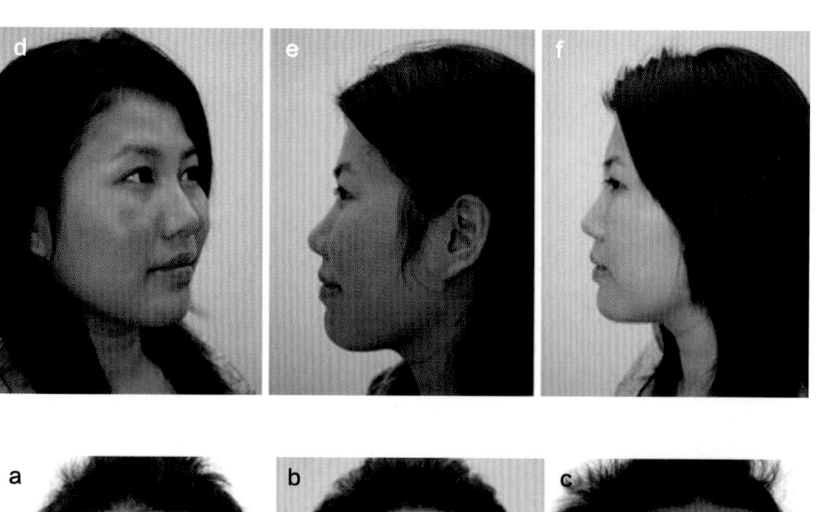

图 4.66 （续）

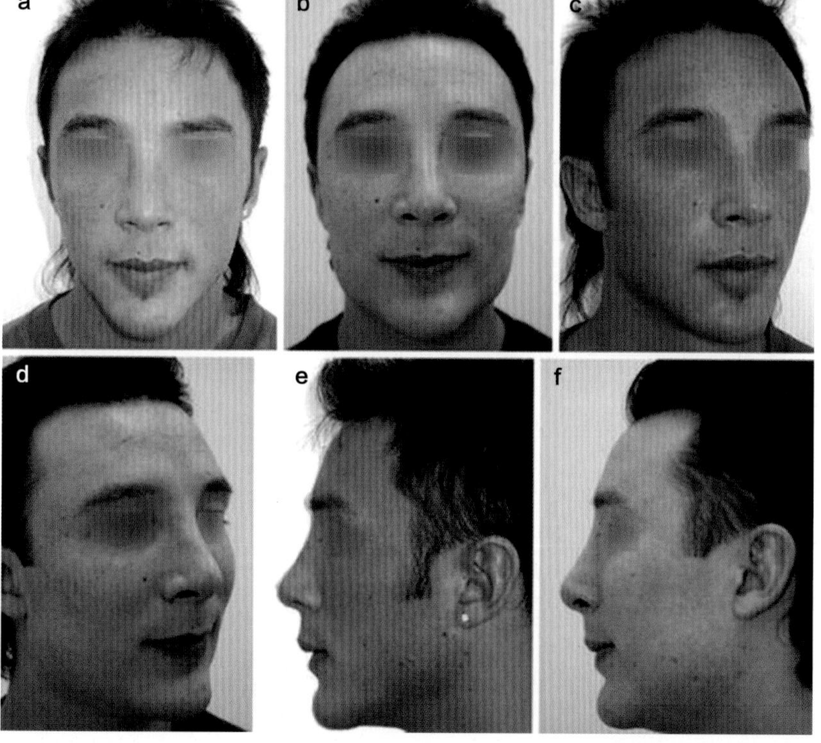

图 4.67 患者 AG，24 岁，他不喜欢自己的三角脸和尖下巴，希望有一个看上去更为强健的方形脸。(a、c、e) 术前照片。(b、d、f) 术后 27 岁时照片。脂肪移植量为 163mL (改编自 Ho 等的文献 [17])

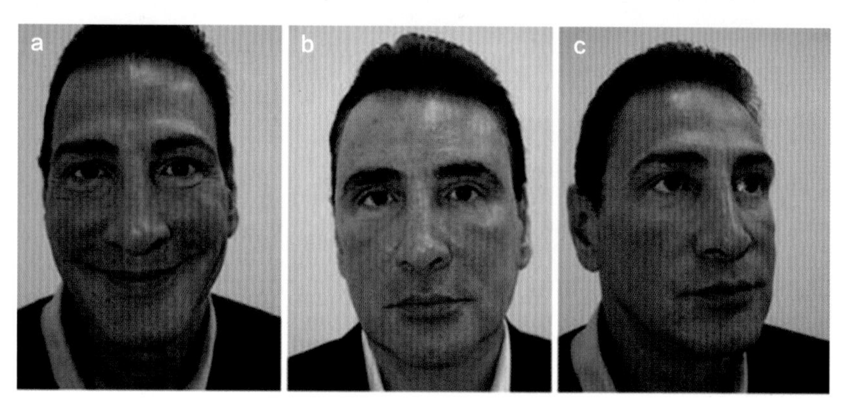

图 4.68 患者 JA，53 岁，希望自己较窄的脸型变宽。(a、c、e) 术前照片。(b、d、f) 术后 55 岁时照片。脂肪移植量为 210mL (改编自 Ho 等的文献 [17])

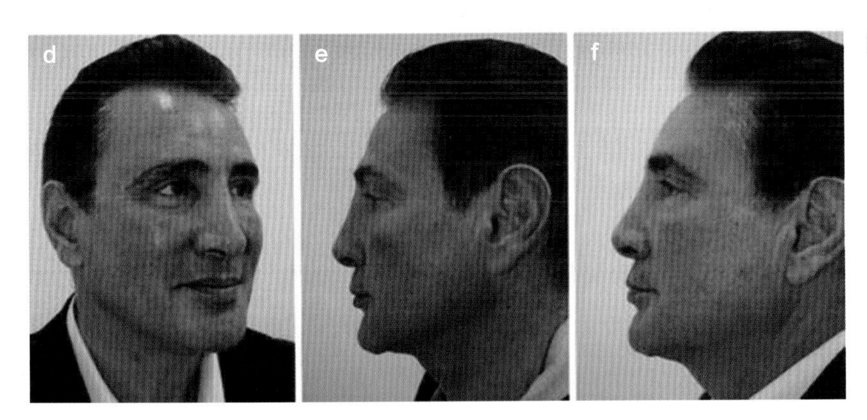

图 4.68 （续）

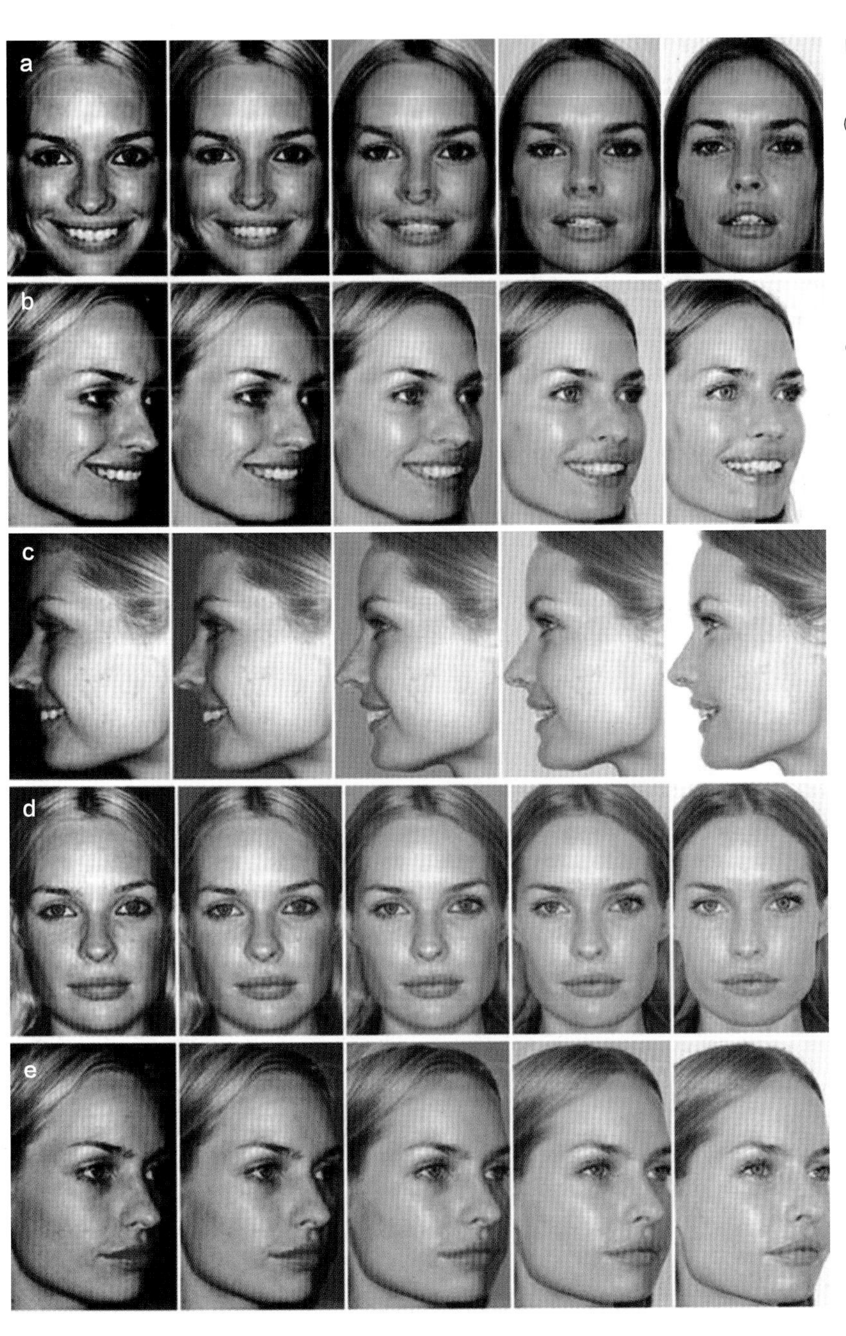

图 4.69 (a~c) 患者 LJ 微笑时的照片。第一组为术前照片（1999 年），随后的两组分别是术后 2 年（2001 年）和术后 9 年（2009 年）照片。脂肪移植量 105mL。(d~f) 患者 LJ 静态时的照片，随后的两组分别是术后 2 年（2001 年）和术后 9 年（2009 年）照片

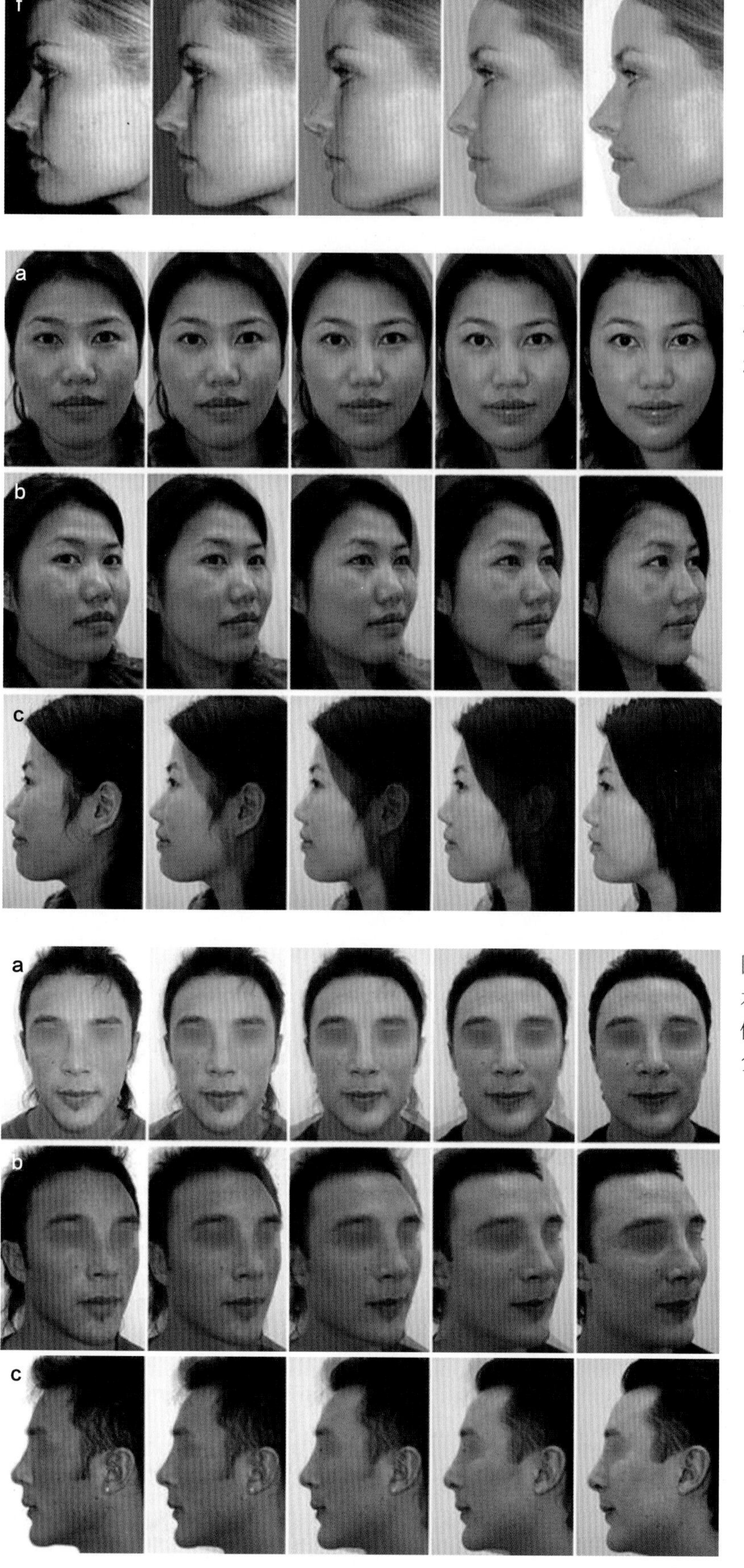

图 4.69 （续）

图 4.70 （a~c）患者 KH。从术前到术后 2 年的正位、斜位、侧位对比照片。脂肪移植量为 26mL（视频 4.10）

图 4.71 （a~c）患者 AG。从术前到术后 3 年的正位、斜位、侧位对比照片。脂肪移植量为 163mL

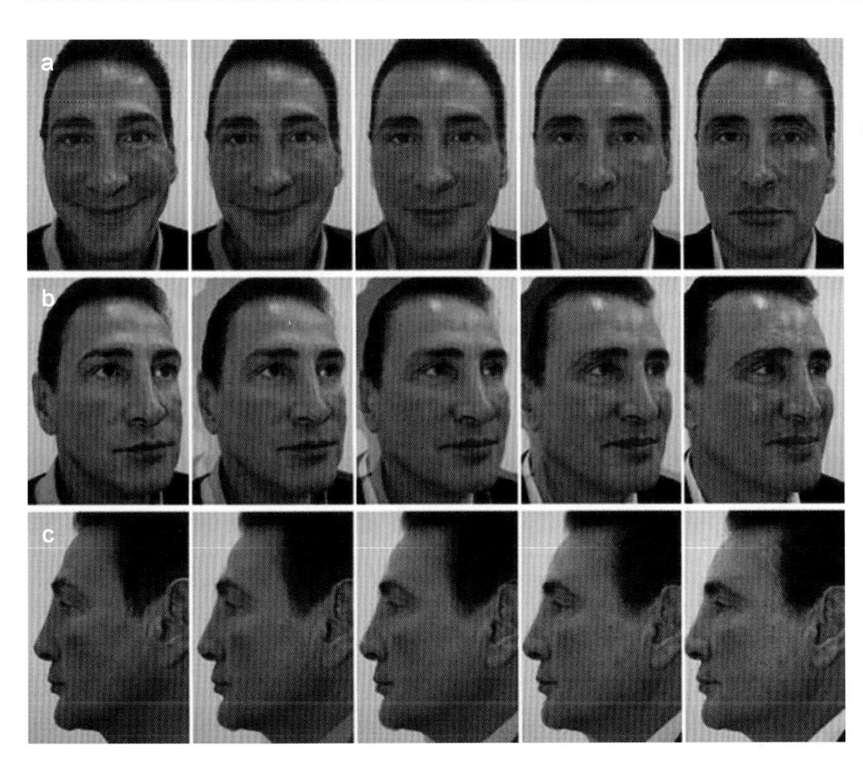

图 4.72　(a~c) 患者 JA。从术前到术后 2 年的对比照片。脂肪移植量为 210mL

4.3　手术要点

颊部（图 4.73）

大部分位于正面平面，小部分位于侧面平面，两个平面夹角为 80°，总体呈长楔形体，横跨中面部。

颊部跨越 5 个脂肪室，分别是内侧颊部脂肪室、中间颊部脂肪室、眶下脂肪室、眶外侧脂肪室和颞颊外侧脂肪室。

仅将以上 4 个脂肪室的小部分归于其结构之中。

含有颧韧带、纤维间隔和颞下区纤维隔，各结构之间保持良好的连续性。

在颊上颌纤维间隔处楔形体正面平面的完整性和连续性有一部分中断，形成从内眦向外延伸的斜沟。

颊部重塑的延伸效果

精准填充颊部正面和侧面的移行区后，还可以向上方延伸至耳郭和头皮处的两平面移行区（颊部轮廓的强化效果可以向上方延伸）。

东方人面颊部的特殊性

东方人的面颊是一个短的锥形，“底部”呈明显的楔形，并且有一个短的扁平状“尾

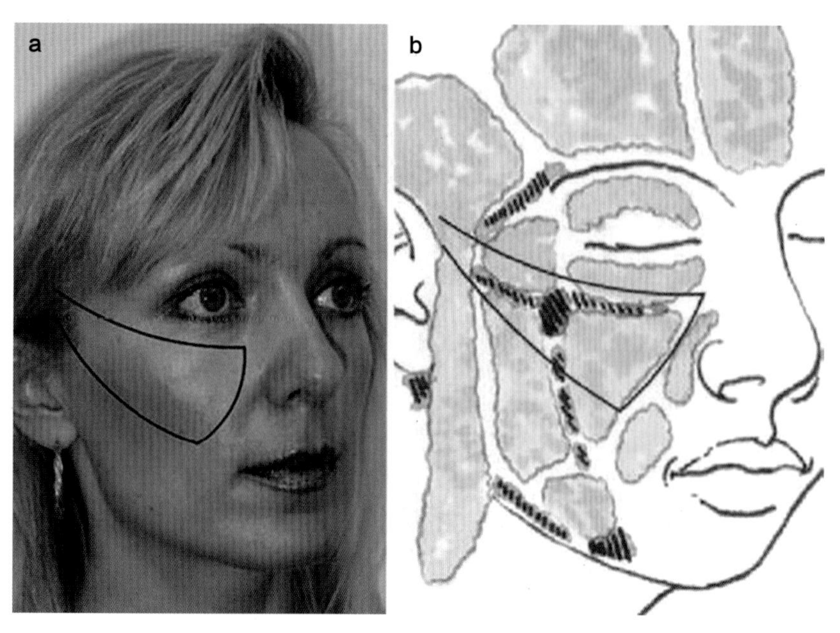

图 4.73 （a、b）颊部位于正面平面和侧面平面的交界区，横跨 5 个脂肪室

部”。侧面观颊部柱状移植区呈现明显的弯曲和倾斜，形成面部宽大的外观。出现与西方人相似的平坦的面颊部，鼻唇沟明显加深。

在面部结构重塑时要有针对性地矫正颊部外上象限和上方拐角的区域，直至耳郭－头皮连接处。

通过精确的吸脂可以减轻与西方人相似的过度臃肿的鼻唇沟。

下颌部

下颌升支的倾斜度和颏部的宽度决定了面部的宽度。

下颌过窄的矫正（加宽下颌部）

进行下颌角及其下方的填充。采用的方法是在下颌区表面填充脂肪组织，以达到拉伸的效果。

脂肪需要注射到垂直向和近端斜向的升支柱状移行区。

颏部注射点位于颏部柱状移行区的内 1/3。

颏下注射点位于颏下缘。

方形下颌的矫正

吸脂减少下颌角和下颌缘附近的脂肪。

在颏部柱状移植区进行脂肪填充。

长脸的矫正

图 4.66 和图 4.70 为矫正此类患者的手术顺序。手术后从“满月脸”变为“瓜子脸”。

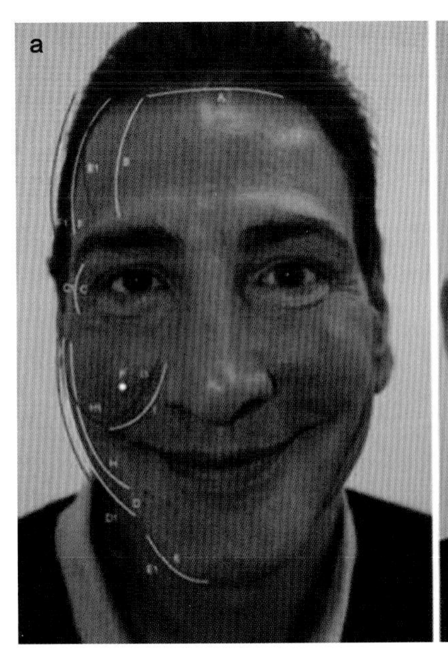

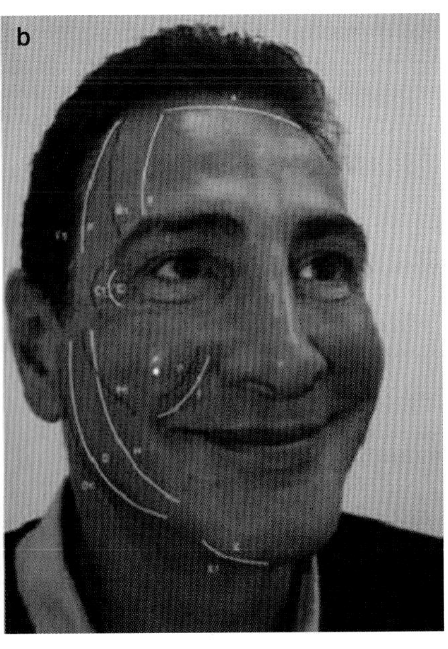

图 4.74 （a、b）术前在照片上标记出柱状移行区。白色为目前的柱状移行区，红色为拟在术后形成的新的柱状移行区

颊部外侧柱状移行区重塑，增加倾斜度，通过脂肪填充增加颊部内上象限的体积。

增加眶 – 颞 – 颧部柱状移形区下半部分的体积。

增加下颌角区体积。

手术前柱状移行区的标记（图 4.74）

术前标记非常重要，可以在两个角度的照片上做标记，也可以应用 Keynote 软件进行标记。

术前需要标记出患者面部柱状移行区的形态，以及术后新的柱状移行区的位置。

5. 技术总结

生理性衰老在很大程度上是由于组织血液供应的逐渐减少所致。因此，多平面解剖可能造成医源性的血供破坏，进而对面部造成不良影响。另一个经常困扰患者和外科医生的问题是年轻化手术后产生不自然的外观 [3]，并且在某些情况下伴随着面部轮廓、面 – 颈交界区及耳部的畸形。SMAS 除皱术中常由于操作不当导致手术后下面部增宽 [3]，产生这种结果是因为大部分 SMAS 支撑不良的部位是在面部的正面平面和侧面平面的移行处。提升面部皮肤并在张力下将其缝合到耳前皮肤边缘经常导致耳郭和耳垂的异常旋转和扭曲。本书中介绍的立体复位面部除皱术解决了面部三维结构的问题，避免了在面部柱状移行区和面－颈交界区的变形。

5.1 历史回顾

面部除皱术始于20世纪之初，在大西洋两岸均开始尝试。最初是采用较为保守的切口，从颞部至耳垂，再到耳后，切除一定量的皮肤后关闭切口。这种应用弧形切口的手术逐渐发展为皮下广泛剥离，向上、向后牵拉上提，之后用缝线闭合切口。这种基于二维结构的向上、向后牵拉的方式至今仍然是最为常用的除皱方法。

唯一的例外是柏林的约瑟夫，他应用一个垂直的耳前切口，并延伸到颞部，伴有前部切口，术中进行了广泛的剥离。在侧面平面单纯向上方牵拉后面部上提了约3.5cm。应用这种手术方法使面部变得光滑平整，颊部和下颌缘变得紧致。他观察到，在下面部和颈部有一个大的松垂的“吊带样结构”，并且凭直觉认为，收紧“吊带样结构”会使面部变紧变光滑，同时可以减轻颈部的皱褶。他的观点说明，在1911年就已经发现侧面平面垂直提升的有效性。不幸的是，近100年来这项技术被人们遗忘在历史的长河之中。

5.2 补充观点

非手术面部提升

由苏拉曼德（Sulamanidze）提出的APTOS线提升[22]是微创的，严格来说不能算是外科手术，但它的优点值得关注。这项技术所施加的提升力也是作用于主要平面和次级平面的移行区。改善虽然轻微，但是效果自然。这是第一个明确提出在面部正面平面进行颊部“锥形提升”的方法。

二维除皱术的缺点

经典的二维除皱术应用之后，患者和外科医生常常感到外观上不够自然[3]，并且在某些情况下还可能形成面部轮廓、面颈部及耳廓的畸形。

提升面部皮肤并在张力下将其缝合到耳前皮肤边缘，经常导致耳廓和耳垂的异常旋转和扭曲。

在过去几十年中经常应用的颈前成形术，包括切除前部边缘、在甲状软骨上部平面缝合和交叉缝合等，常导致颈部出现不自然的外观。

吉安帕帕（Gianpappa）和霍夫林（Hoefflin）使用从乳突尖到乳突尖的强力缝合来

获得更为清晰的颈部轮廓[10–12]，但是可能产生“勒脖样”外观。

生理性考量

在生理上，衰老主要是由于组织血液供应逐渐减弱造成的。广泛的多平面剥离后对面部血管的不良影响是一种非生理性的医源性损伤。

有用的创新

在经典的面部提升术中，耳前皮肤常被丢弃。而在立体复位除皱术中，在耳前设计了去上皮的短三角形皮瓣（图 4.27），通过缝线固定到乳突和颞筋膜上，从而使侧面颊部皮瓣可以在无张力下闭合，避免耳郭变形。

经软骨的水平褥式缝合可以有效地减小张力，皮肤闭合效果更好，明显减轻耳前瘢痕。

脂肪移植应用的意义

20 世纪末开始采用脂肪移植的方法通过增加面部体积实现面部年轻化，这种方法也称为面部脂肪移植整形术。通过脂肪移植前后空间移行区亮点和数据的分析，可以更为深入地了解面部的三维结构。对于面部各结构体积修复的成功，还有助于对中下面部解剖结构和支持系统有更为深入的理解，进而实现面部年轻化操作的优化。

5.3　理论创新

三维立体分析

头面部是一个三维解剖结构，具有 1 个正面、2 个侧面和 2 个横向平面。各平面之间是柱状移行区，该区域表现为明显外凸的高光区。面部正面与侧面所构成的角度为 80° ~ 85°，侧面平面下半部分可以看作是菱形，并且在某些人的面部非常明显。如果柱状移行区变平，将使面部轮廓变宽。头面部向下方延伸至呈圆柱形的颈部，面部前半部分伸出于圆筒状颈部的前方，交界面呈凹盘状。

中下面部支撑系统

中下面部含有由韧带、纤维隔组成的双悬吊系统，可支撑年轻时中下面部的软组织和脂肪室。整体上看，在顶部由水平窗帘杆样结构构成，下方形成类似于“窗帘稳定用铅块”的水平向支撑结构系统。在正面平面与侧面平面移行区呈倾斜的曲线形。这些结构特点对于外科手术非常重要，需要牢记移行区不是直线形的。

老化特点

在老化过程中，由于韧带和纤维隔变薄弱，脂肪室内容减少，引起一系列动态的改变。这两种变化可能不会同时发生（视频 4.11）。

生物力学干预

在立体复位除皱术中，采用适当的牵拉力和环形缝合的方法针对松弛下垂的面部组织进行塑形、提拉、收紧和重新固位，进而恢复年轻时的状态（视频 4.12）。

对于体积萎缩的面部进行脂肪填充，辅助去除少量的皮肤，可以同时达到矫正面部下垂的目的，这一方法对于韧带和纤维隔轻度薄弱和变长的情况较为有效。

对于柱状移行区周围亚单位结构的调整，可以重塑其大小、形状、位置和角度，进而调整面部主要平面和次级平面的大小、形状、位置和排列，以优化面部的外观。

5.4 结束语

本书介绍了一种面部三维分析的方法和一个综合性支持系统，可应用于下面部、颈部及其交界区的年轻化。

三维分析方法包括面部主要平面、次级平面及其移行区的分析，移行区呈柱状，表现为高光区，提示为空间上的过渡区。这一分析方法为面部提升的设计和其他面部年轻化操作提供了理论依据。

综合性三维支持系统包括一个由韧带和纤维隔组成的悬吊系统（在年轻时较为紧致），以及由软组织和脂肪组成的多个间室样结构。韧带和纤维隔系统围绕在间室样结构周围，形成中下面部相互支撑、自由悬吊的“三明治”样结构。

实施面部年轻化手术必须掌握上述三维结构分析的规律，并了解综合性支持系统的特点。只有这样才能在下面部、颈部及其交界区年轻化手术中达到理想的效果。

（应用霍氏缝合针可以很方便地实施颊部正面平面垂直向“锥状”提升、侧面平面斜向提升，以及可靠地固定。该缝合针是在 2005 年发明的，距离约瑟夫提出侧面平面垂直提升 3.5cm 的设想已有将近 100 年之久了。）

参考文献

[1] Alghoul M, Codner MA (2013) Retaining ligaments of the face. Review of anatomy and clinical applications. Aesthet Surg J 405:1 - 14.
[2] Mendelson BC (1997) SMAS fixation to the facial skeleton: rationale and results. Plast Reconstr Surg 100:1834 - 1842.
[3] Jackson I, Yavuzer R, Beale B (2000) Simultaneous facelift & carbon dioxide laser resurfacing: a safe technique? Aesthetic Plast Surg 24(1):1 - 10.
[4] Joseph J (1931) Nasenplastik und sonstige Gesichsplastik nebst einem anhang uber mammaplastik. Verlag von Curt Kabitzsch, Leipzig.
[5] Lexer, E; Die gesamte Wiederherstellungschirurgie (Leipzig, Barth), Zugleich 2, Auflage der Wiederherstellungschirurgie, Mit 1910 Abbidungen im Text, Band 11, 1931.
[6] Saylan Z (1999) The S–lift. Less is more. Aesth Surg Jour 19(5):406 - 409.
[7] Saylan Z (2002) Purse–string–formed plication of SMAS with zygomatic bone fixation. Plast Reconstr Surg 110(2):667 - 671.
[8] Tonnard PL, Verpaele A, Monstrey S, Van Landuyt K, Blondeel P, Hamdi M, Matton G (2002) Minimal access cranial suspension lift: a modified S lift. Plast Reconstr Surg 109(6):2074 - 2086.
[9] Tonnard PL, Verpaele A, Gaia S (2005) Optimising results from minimal access cranial suspension lifting (MACS–lift). Aesthetic Plast Surg 29(4):213 - 220.
[10] Hoefflin SM (1998) The extended supraplatysmal plane (ESP) face lift. Plast Reconstr Surg 101:494 - 503.
[11] Gianpapa V, Di Bernado BE (1995) Neck recontouring with suture suspension and liposuction: an alternative for early rhytidectomy candidate. Aesthetic Plast Surg 19(3):217 - 233.
[12] Gianpappa V, Bitzos I, Ramirez O, Granick M (2005) Long term results of suture suspension platysmaplasty for neck rejuvenation: a 13 year follow–up evaluation. Aesthetic Plast Surg 29(5):332 - 340.
[13] Cronin TD, Biggs TM (1971) The T–Z–plasty for the male ‘Turkey Gobbler’ neck. Plast Reconstr Surg 47(6):534 - 538.
[14] Adamson JE, Toksu AE (1981) Progress in rhytidectomy by platysma–SMAS rotation and elevation. Plast Reconstr Surg 68(1):23 - 33.
[15] Guerrero–Santos J, Espaillat L, Morales F (1974) Muscular lift in cervical rhytidectomy. Plast Reconstr Surg 54(2):127 - 131.
[16] Ho LCY (2002) Refinements in rejuvenative facial lipomorphoplasty. Aesthetic Plast Surg 26(5):329 - 334.
[17] Ho LCY (2011) Facial optimisation. Chin J Aesthetic Plast Surg 11:702 - 708.
[18] Ho LCY (2012) Contour and vector congruent facelift. Chin J Aesthetic Plast Surg 11:702 - 704.
[19] Ho LCY, Yin Z, Fan J (2014) Visuality. Chin J Aesthetic Plast Surg 9:573 - 576.
[20] Gregory RL (1997) Eye and brain: the psychology of seeing, 5th edn. Princeton University Press, Princeton, NJ.
[21] Chang L, Tsao D (2017) The code for facial identity in the primate brain. Cell 169(6):1013 - 1028.
[22] Sulamanidze MA, Shiffman MA, Paikidze TG, Sulamanidze GM, Gavasheli LG (2001) Facial lifting with APTOS threads. Int J Cosmet Surg Aesthetic Dermatol 3:275 - 281.